# EXPOSÉ

## SUR

# LA GÉNÉRATION ,

DANS LEQUEL EST RÉFUTÉ LE SYSTÈME DE M. DE BUFFON, RELATIF
AUX MOLÉCULES ORGANIQUES, QU'IL REGARDE
CAUSE EFFICIENTE DES ÊTRES.

## PAR M. MERCIER-THOINNET.

> Nul animal , nul végétal ne peut se former
> sans germe , autrement une carpe pourrait
> naître sur un if , et un lapin au fond d'une
> rivière , sauf à y périr.　　(VOLTAIRE.)

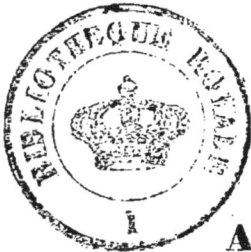

# A PARIS ,

## CHEZ

Béchet jeune , Libraire , place de l'École de Médecine ;
Moutardier , Libraire ; rue du Pont de Lodi ;

## ET A NANTES ,

Chez Suireau , Libraire , place Royale.

## 1836.

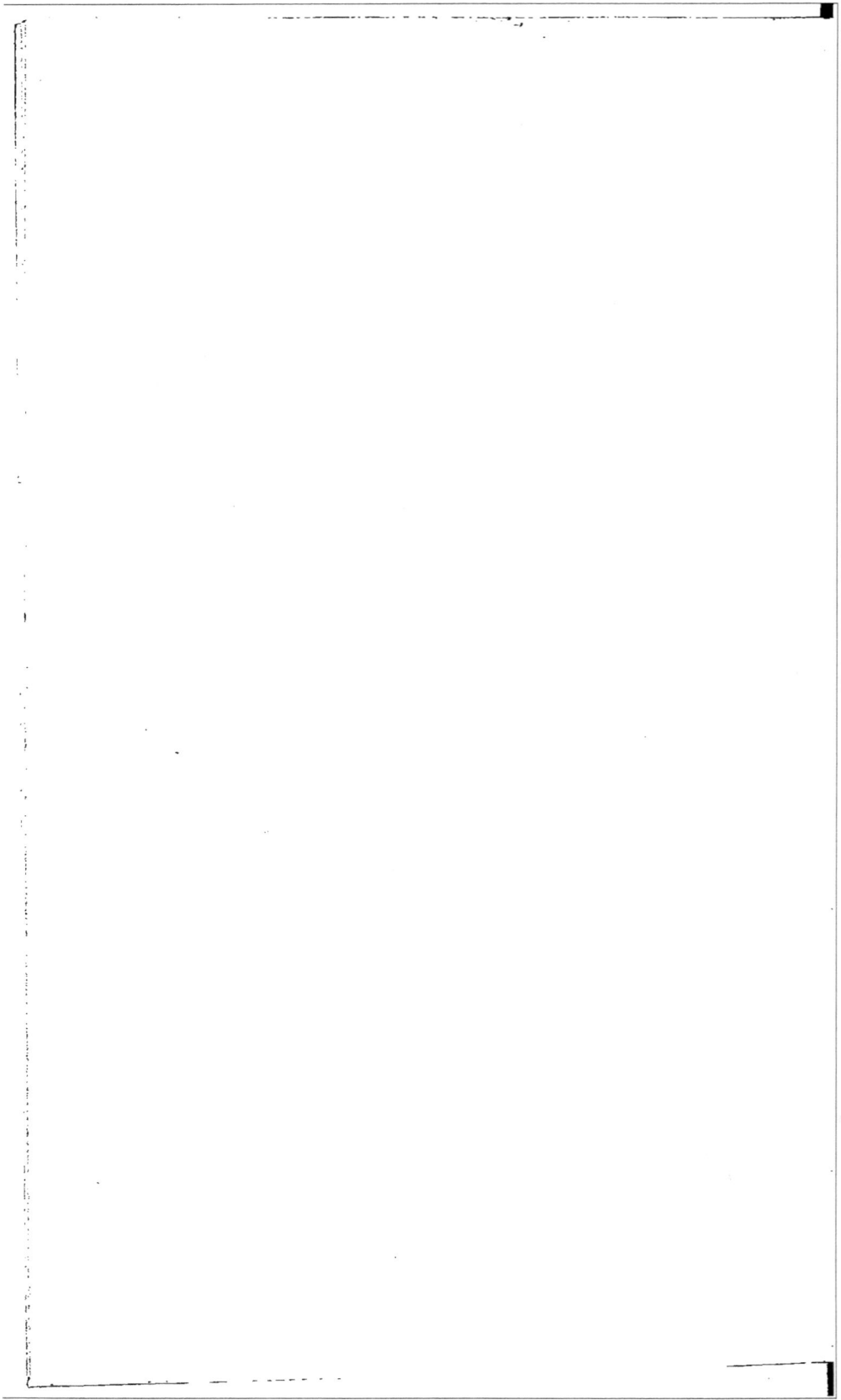

# PERSPECTIVE.

# CHAPITRE SIXIÈME.

# EXPOSÉ

SUR

## LA GÉNÉRATION,

DANS LEQUEL EST RÉFUTÉ LE SYSTÈME DE M. DE BUFFON, RELATIF
AUX MOLÉCULES ORGANIQUES, QU'IL REGARDE
CAUSE EFFICIENTE DES ÊTRES.

+++++++++++++++++++++++++++++++++++++++++++++++++++++++++++++++

## CHAPITRE PREMIER.

Tous les êtres, qui croissent et se multiplient, portent avec eux
un ou plusieurs germes, et, sans germe, aucune espèce ne
se propagerait.

LES propriétés de la matière sont infiniment
distantes, et n'ont même aucune espèce de
rapport avec les qualités de l'âme. L'âme est
activité et force, douée d'intelligence, de

1

mémoire, de volonté. La matière possède des propriétés diamétralement opposées : effectivement, la matière est étendue, elle est divisible ; car, quelque petites que nous paraissent les portioncules de matière, on conçoit qu'elles sont encore divisibles, puisque, par mille procédés différents, ces petits corps sont eux-mêmes des assemblages de molécules ou petites masses séparables les unes des autres. Le grain de froment, que la meule met en farine, se subdivise encore bien davantage dans l'eau qui l'aide à fermenter. Mais, quand nous avons épuisé nos efforts pour diviser une matière, que les procédés nous manquent, pouvons-nous croire que nous avons poussé la nature jusque dans ses derniers retranchements ? Il est naturel de penser que, quand une matière ne se divise plus, c'est bien moins parce qu'elle n'a plus de parties à diviser, que parce qu'il n'y a rien d'assez subtil pour interrompre sa continuité. Cependant la matière n'est divisible à l'infini qu'idéalement : la matière est inerte par elle-même, incapable, d'aucun mouvement, et les mouvements qu'elle manifeste, lui sont toujours communiqués.

Un repos absolu serait donc de son ressort, si aucun agent ne l'en retirait. La matière est pénétrable, c'est-à-dire qu'elle est composée d'un grand nombre de vides ou d'interstices qui ne sont eux-mêmes que des espaces privés de toute matière. Il suit de ces principes, avoués généralement, que la matière est essentiellement passive, et peut être divisée et réduite jusqu'au plus petit atôme ; par là même, toute action lui est donc communiquée par des corps étrangers qui ne sont pas matériels, ou s'ils sont matériels, qui tiennent l'activité d'une autre cause; les éléments constitutifs sont inconnus, mais, par ses effets journaliers, nous savons que le feu pénètre, divise les corps, les convertit en sa propre substance, les dépouille de leurs qualités, et, par une action continue et forte, les volatilise. Le vif-argent, que l'on considère comme un métal liquide, et qui ne doit sa fluidité qu'à la ténuité de ses parties parfaitement rondes, et qu'à l'action du calorique, qui en pénètre les molécules, et qui, par cette espèce de dilatation, cherche continuellement à les désunir, tandis que par leur propre poids elles se rapprochent, et donnent au mercure une fluidité que la glace convertit en congélation. Une chaleur plus forte que la chaleur athmosphérique des contrées méridionales communique au vif-argent une assez grande subtilité pour qu'il arrive jusqu'aux interstices les plus intimes de certains métaux , afin d'en opérer la désunion. L'eau elle-même , qui a tant de rapport avec le fluide métallique que nous venons de citer , n'est qu'un composé de petits globules extrêmement ronds et déliés, et tenue en mouvement et en liquidité par l'air et le feu qui la sature , de manière qu'elle doit son plus grand degré d'activité ou de congélation à la présence ou à l'absence plus ou moins sensibles des parties pyriteuses. L'eau seule est un excellent dissolvant : imprégnée d'autres substances, elle perd en proportion de ses qualités primitives ; mais quand elle n'est point altérée , il est peu de corps qui lui résistent et qu'elle ne pénètre. Mettez des plantes à infuser dans de l'eau, ou faites dissoudre du savon dans une eau peu dissolvante , aussitôt l'eau se chargera de particules des plantes ou de petits globules gélatineux et alcalins qui présenteront , dans un microscope : aux yeux de certains spermatologistes , des animaux spermatiques, à d'autres épigénèses , des molécules organiques vivantes. Cependant cette eau , purifiée et dégagée des particules qui annonçaient de la vie ou du mouvement par la fluidité de l'eau sur laquelle l'air et le calorique agissaient ; cette eau , dis-je , ainsi dépouillée , ne présente plus que ses qualités primitives ; ces portioncules animées , qui paraissaient un peuple d'êtres infiniment petits , privées du mouvement , du ressort que leur donnait le liquide , ne laissent apercevoir , après leur inondation , que des particules matérielles qui appartenaient aux plantes ou au savon, et que l'eau avait dégagées pour s'en emparer. Si donc on veut imaginer de nouveaux essaims d'animalcules, ou de molécules organiques vivantes , qu'on fasse un composé de soixante parties de mucilage , de dix de soude , de trente de phosphate calcaire , qu'on animera de neuf cents parties d'eau. Qu'obtiendra-t-on par ce mélange ? L'existence de ce peuple d'animalcules spermatiques , qu'a reconnus Leuwenhock , avec plusieurs autres fameux

animalistes , ou bien des molécules organiques vivantes qui ont servi d'échaffaudage
au système de l'illustre Buffon.

Cependant ces animalcules, ces molécules
vivantes, privés des neuf cents parties d'eau
essentielles pour leur donner du mouvement , reviendront à leur état primitif de
mucilage, de soude, de phosphate calcaire;
ces prétendus animalcules et molécules
vivantes ne sont donc pas autre chose que
des globules de ce composé, diversement
modifiés, suivant que le fluide les a plus ou
moins pénétrés , qui circulent dans l'eau,
et jouissent d'une certaine mobilité, d'une
certaine vie qui leur est toute entière
communiquée par l'eau , qui reçoit elle-
même sa fluidité et sa mobilité de l'air ,
de la chaleur, de l'électricité et d'autres
éléments qui peuvent être inconnus. Qu'on
brise un corps minéralogique quelconque,
et qu'on en réduise les parties à leur plus
simple expression ; qu'on réunisse ensuite
ces molécules dans un monceau, reprodui-
ront-elles jamais le même corps qu'auparavant, par les lois impérieuses de l'affinité?
Non , sans doute. La matière est inerte , et

elle reste là, où elle est, à moins qu'elle ne soit déplacée; elle n'a par elle-même aucune qualité pour opérer la réunion de ses parties similaires. Ainsi, pour la formation d'une pierre, il faut non-seulement des matières lapidifiques, et susceptibles d'agrégation, mais il faut encore un véhicule qui remue, qui charrie ses matières; il faut une matrice, un vide qui les reçoive, un suc qui fixe leurs parties similaires. Des parties similaires seules, malgré leur tendance à l'affinité, possèdent donc les propriétés de la matière, l'inertie, et resteront toujours dans l'état d'une poussière lapidifique et inefficiante, si elles ne sont pas agrégées par les causes secondes que nous venons de tracer.

La matière, dit M. de Buffon ( page 8, tome 17, rédigé par Sonnini ), n'a ni sentiment, ni sensation, ni conscience d'existance, et lui attribuer quelques-unes de ces facultés, se serait lui donner celle de penser, d'agir et de sentir à peu près dans le même ordre et de la même façon que nous pensons, agissons et sentons; ce qui répugne à la raison.

Les liqueurs séminales des sexes n'étant
qu'un extrait des molécules organiques qui
soutiennent le corps, ne peuvent, d'après
ce que nous venons d'exposer, être nullement cause efficiente des êtres, puisqu'elles
ne sont que des molécules de matière tirées
des végétaux et des animaux, et qui ne
jouissent que des propriétés de la matière
dont elles sont des portioncules ; par conséquent, l'inertie, l'impuissance de créer
leur appartiennent ; rien de plus facile à
démontrer. Exposons comment se fait la
nutrition :

Les aliments versés de l'œsophage dans
l'estomac, et pénétrés dans leur marche par
les sucs salivaires, et, dans le véritable labo-
ratoire, par les sucs gastriques, y éprouvent
une fermentation activée par la chaleur vitale
et le mouvement des organes ; lorsque le
mélange est consommé, les parties brutes
sont précipitées dans les intestins, et, dans
leur course, elles sont privées de ce qu'elles
contiennent encore de substanciel par de
puissants diviseurs, les sucs biliaires et pan-
créatiques; dans ce moment, les veines lactées
s'emparent des sucs alimentaires pour les

distribuer avec mesure et économie dans le corps de l'animal. Cette matière chyleuse , résultat de la fermentation , conserve ces qualités vireuses et substancielles ; par sa ténuité , la chaleur intérieure et l'intus-susception , elle pénètre les organes qui sont criblés de pores intérieurs comme ils le sont extérieurement , ou plutôt qui sont autant de petits moules intérieurs , croissant par grada-tion, à mesure que la liqueur séminale, par ses propriétés fermentantes , les distend , jusqu'à ce qu'ils soient arrivés à leur complet dévelop-pement , époque où commence l'âge viril. Le corps de l'homme parvient alors à son point de perfection et au terme de sa croissance, la liqueur séminale n'est plus employée en même quantité , et son absorption est moindre, parce que les moules intérieurs sont comblés et au dernier degré d'exten-sion. Cette liqueur fermentante et devenue surabondante , ne trouvant plus à parfaire le corps , mais seulement à le conserver, est obligée de descendre dans les testicules , réservoir destiné à la contenir.

Qu'est donc la liqueur prolifique , quand elle est arrivée dans les testicules ?

Toujours une liqueur fermentante, extrait
et élixir des humeurs les plus pures du
corps, et doit être par conséquent considérée comme la quintessence de nos aliments :
cela est si vrai, que le célèbre Vauquelin en
a fait l'analyse chymique, et l'a trouvée
composée de 900 parties d'eau, de 60 de
mucilage, de 10 de soude, de 30 de phosphate calcaire.

La semence ne contient donc point d'animalcules spermatiques, puisque souvent les
aliments que nous prenons, qui tous sont
tirés du règne végétal et animal, ont res-
senti les violents effets de l'ébulition et de
la torréfaction (les poissons qui habitent
les sources d'eau bouillante des iles Luçon,
ne prouvent rien contre mon assertion,
puisqu'un animal ne peut passer d'un élément extrême dans un autre extrême sans
périr). La semence ne contient pas non
plus des molécules organiques vivantes,
mais seulement des molécules organiques
matérielles, puisque, pour qu'elles fussent
vivantes, il les faudrait spirituelles, et il y
aurait absurdité de dire que des molécules
seraient immatérielles, étant reconnu que

rien de spirituel ne peut appartenir à la matière, et que rien de matériel ne peut jouir des glorieuses prérogatives de l'âme. La semence, produit de la fermentation, est donc essentiellement fermentante, et n'est prolifique que parce qu'elle est fermentante; par là même pénétrante et stimulante. La semence d'un sexe, ou le mélange des liqueurs prolifiques des deux sexes, répandue dans une matrice convenable, ne peut donc produire autre chose qu'une fermentation plus abondante, et vaine, si la semence de la femelle, en outre de ses qualités stimulantes, n'est le véhicule d'un ou de plusieurs germes qui sont l'abrégé de l'individu et le soutien de l'espèce.

Sans germe, il ne s'opère aucune espèce de reproduction. Jamais des molécules, prétendues actives, ne remuent la matière putréfiée; jamais elles ne s'en approprient quelques particules brutes, et ne peuvent former, par leur réunion, une multitude de petits corps organisés, dont les uns, comme les vers de terre, les champignons, paraissent être des animaux ou des végétaux assez grands, mais dont les autres, en nombre presqu'infini , ne s'aperçoivent qu'au microscope.

Voyons ce que répond Mallebranche à ceux qui prétendent communément que les mouches se forment de viande pourrie : La mouche , dit-il , est composée d'autant de parties organisées que le bœuf , et cela est incontestable. Or , j'aimerais autant dire qu'un bœuf se forme d'un tas de boue, que de croire qu'une mouche s'engendre de viande pourrie. En effet , la mouche fait ses œufs , ou ses vers , sur de la viande , et elle s'envole aussitôt. Les vers mangent de cette chair , ils s'enveloppent dans leurs coques , et ils ne reparaissent que mouches : de là , le vulgaire croit que les mouches se forment de chair pourrie. Plusieurs curieux ont mis de la chair , sur laquelle les mouches n'avaient point été , dans une bouteille hermétiquement fermée , et il ne s'en est jamais formé de mouches. Qu'il y a-t-il de plus incompréhensible de croire qu'une mouche puisse se former de chair pourrie ! Il est plus facile de concevoir qu'un morceau de fer rouillé produise une montre parfaitement bonne : car , il y a plus de ressorts ,

et des ressorts infiniment plus délicats et
plus ingénieux, dans une mouche, ou dans
un ver, que dans la pendule la plus composée, la mieux faite.

Nollet dit aussi : comme si l'on pouvait
conclure qu'un cadavre de cheval engendre
des corbeaux, parce qu'il arrive souvent
qu'on y trouve de ces oiseaux voraces assem-
blés ; ou qu'un pré fait naître des moutons,
parce qu'on y rencontre des troupeaux qui
paissent : on pardonnerait de le soupçonner,
à quiconque ne saurait pas que les oiseaux
font des nids pour perpétuer leur espèce,
et qu'un agneau vient d'une brebis.

Si l'on peut en quelque façon excuser
ceux qui, les premiers, ont été trompés par
les apparences, parce qu'alors on n'était
nullement instruit de la vraie manière dont
naissent ces petits animaux, si différents des
autres par leur taille et par leur figure :
présentement, que l'on sait comment s'engendrent ceux qui sont assez visibles pour être
observés, il n'est plus permis de penser que
la nature, si conforme à elle-même, prenne
d'autres voies pour multiplier ceux qu'une
extrême petitesse permet à peine d'aperce-

voir avec le miscroscope, ni qu'elle aban-
donne au hasard le soin de les faire naître.

Il faut donc bien se garder de croire que
les petites anguilles qu'on aperçoit dans
le vinaigre, ainsi que les petits animaux
qu'on observe dans les infusions des plantes,
soient des parties putréfiées de ces végétaux qui se convertissent en corps animés.
L'expérience apprend que si l'on tient des
vaisseaux fermés, il ne s'y engendrera rien,
mais on doit penser que quand ils sont
ouverts, les mères, que l'air transportent
de côté et d'autres, y vont déposer leurs
œufs, ou leurs vermisseaux, comme dans
un lieu qui doit faciliter leur développement, fournir à leur nourriture et les faire
croître. Cette conjecture, si c'en est une,
est solidement appuyée sur des exemples :
combien d'espèces de mouches voyons-nous
aller placer leurs œufs dans des eaux crou-
pies, où le vermisseau venant à éclore se
nourrit et prend son accroissement, jusqu'à
ce que le temps de sa métamorphose étant
arrivé, il s'élève dans l'air avec une nouvelle
forme et des aîles, qui le rendent semblable
à sa mère ?

La Providence , dit l'auteur des *Leçons de la Nature* , a donné à différentes espèces de mouches un moyen bien singulier pour trouver un nid propre à loger leurs œufs. Le g osie r d'un cerf , le fond du nez d'un mouton , les intestins d'un cheval , la peau des bœufs et des vaches sont pour leurs petits des retraites sûres et tranquilles , où ils trouvent la nourriture et le couvert , sans se mettre en peine des inquiétudes et des tourments qu'ils occasionnent à l'animal qui les loge. Des insectes , d'espèce diffé-rente , savent pareillement faire vivre leur progéniture dans les entrailles de quelques autres animaux , qui pour cela ne cessent pas d'exister.

La première des mouches parasites est celle qui dépose ces œufs sous la peau des bœufs et des vaches; cette mouche , si foible , ose affronter les plus forts animaux , et sans s'embarrasser de leurs mouvements , de leurs agitations , ni des coups de leur queue , elle se pose indifféremment sur leur cou, sur leur dos , quelquefois sur leurs flancs : là , sans perdre de temps , elle se glisse sous le poil , et avec un instrument qu'elle porte à la partie postérieure de son corps , elle fait dans la peau de l'animal une ouverture suffisante pour lui permettre d'introduire ses œufs ou ses vers ; car on ignore si ces mouches sont ovipares ou vivipares.

Si c'est un œuf qui a été déposé , il en sort bientôt un ver qui commence à sucer les liqueurs dont est remplie la plaie ; la partie piquée s'enfle et s'élève en forme de bosse , autant que l'exige l'accroissement du petit ver , qui , arrivé enfin au moment de sa métamorphose , songe à sortir de l'espèce de prison où il a passé une bonne partie de sa vie. Ce petit animal , ainsi caché , n'est pas à l'abri d'attaques : l'oiseau pique-bœuf , fort connu dans le Sénégal , lui fait une guerre continuelle.

La mouche qui porte ses œufs dans les intestins des chevaux , habite les forêts , elle n'entre point dans nos maisons ni dans nos écuries ; elle attend les chevaux au paturage , elle épie le moment où elle pourra s'introduire sous la queue d'un de ces animaux , pour déposer promptement dans ses intestins des œufs ou peut-être des vers , munis de crochets dont ils se servent pour se

cramponner, afin de n'être pas entraînés
par les excréments du cheval. Leur demeure
s'étend dans toute la longueur du canal
intestinal.

La mouche des bêtes à laine se glisse
dans le nez d'un de ces animaux ; elle a
bientôt gagné le sinus frontal, et dès qu'elle
a déposé son trésor en ce lieu, elle effectue
son retour, qui lui est facilité par les éter-
numents du mouton, et par les écoulements
du mucilage.

Dans le gosier des enfants et près de la
racine de la langue, sont deux bourses
affectées à une autre mouche pour le dépôt
de ses œufs entrés par le nez, au haut duquel
se trouvent deux routes, dont l'une conduit
aux sinus frontaux, et l'autre aux bourses
dont nous venons de parler ; elle ne se
méprend point, et se rend au lieu qui lui
est destiné : là, elle dépose des centaines
d'œufs d'où proviennent des vers, qui y
vivent de la mucosité que les chairs fournissent continuellement.

Il n'y a guère d'animaux qui ne soient
sucés par quelqu'insecte : les abeilles y sont
sujettes ; le limaçon, malgré ce mucilage

2

épais qui l'environne, en est tourmenté sous sa coquille. Quelques espèces de parasites servent même, à leur tour, aux besoins de parasites différents ; quoique la plupart des pucerons soient fort petits, il est des espèces bien plus petites encore qui s'introduisent dans l'intérieur de ces insectes, y vivent à leurs dépens, et les font périr. Il n'est pas jusqu'aux cadavres qui ne soient la pâture de nombre d'insectes dont les uns se changent en mouches, les autres en scarabées. Nous-mêmes, indépendamment des mouches qui nous importunent, n'avons-nous pas plusieurs sortes d'ennemis avides de notre sang ?

Le tenia, ou ver solitaire, séjourne dans les intestins de l'homme et de quelques autres classes d'animaux, telles que la tanche, le saumon, le brochet, le turbot piquant, la perche, le phocas, le chien, le lapin, le cheval, le chat, le bœuf, l'hirondelle, le canard, quelques gallinacées. Ce ver rongeur paraît se nourrir du chyle préparé dans l'estomac de l'individu où il habite. Comme le tenia est fort commun dans les chiens, qu'il fait aussi son séjour dans quelques poissons, ne pourrait-on pas croire, dit M. Bonnet, qu'il nous vient de ces animaux par leurs œufs, qui peuvent être introduits dans notre corps par mille moyens qu'on imagine aisément ? par l'eau, par exemple? Les habitants de la Hollande, de l'Allemagne et de l'Ukraine sont sujets au ver solitaire ; on peut croire qu'il soit héréditaire.

MM. Méri et Lémeri ont vu, à l'Hôtel-Dieu, de petits champignons plats et blanchâtres sur des bandes qui avaient été trempées dans de l'oxycrat, et ensuite appliquées sur les membres fracturés des malades ; on a vu des champignons croître en 24 heures sur des bandelettes dont on enveloppait les jambes d'un enfant rachitique, et sur lesquelles on assujettissait des éclisses. Ces phénomènes singuliers prouvent que les graines de champignons, étant extrêmement fines, peuvent être aisément transportées sur différents corps, et qu'elles éclosent et deviennent sensibles dans les endroits où elles trouvent des sucs et un degré de chaleur propre à les faire paraître. Le fumier de cheval, dans lequel on fait venir des champignons, non-seulement en contient des

graines , mais encore une chaleur et des sucs
propres à les faire germer. Les vermines ,
les ascarides , ne s'engendrent donc point
de pourriture , mais de germes préexistants ;
car les Hottentots et plusieurs peuples qui
sont atteints d'assez bonne heure de la
maladie pédiculaire , se nourrissent , pour
l'ordinaire , d'insectes dégoûtants , qui ,
quoique convertis en chyle par la digestion , déposent leurs œufs dans la masse
du sang , qui éclosent quand ils y sont acclimatés.

Il est donc de fait , d'après ce que nous
avons posé , que les molécules organiques
sont purement inertes et incapables de donner l'existence, mais seulement elles peuvent
féconder. Nous avons secondement démontré
que des œufs d'insectes respirés ou avalés
arrivent dans le foie , dans les veines , dans
les sinus ; par conséquent , les exemples de
générations extraordinaires citées par M.
Andri ne feront plus que corroborer nos
principes sur l'existence des germes.

M. le président H... a rendu par les
narines un petit crustacée semblable aux
chevrettes de mer , et précédemment , il

avait rendu par le nez une chenille, dans un violent éternument.

M<sup>lle</sup> Caburet, du Mans, paroisse de Notre-Dame-de-la-Couture, âgée de 33 ans, était malade d'une phthisie pulmonaire, et après de violents efforts occasionnés par un chatouillement vif au creux de l'estomac, elle vomit un insecte qui avait la figure et la forme d'une chenille.

Dieu seul a le pouvoir de créer et d'anéantir; toutes les choses matérielles créées et qui sont dans notre monde, après leur destruction, ne s'anéantissent point; elles ne font que changer de formes; subir, pour ainsi dire, une métempsycose matérielle. Les parties huileuses, alcalines et sulfureuses s'évaporent, et vont nourrir d'autres plantes, d'autres animaux; les parties brutes et grossières se dessèchent et augmentent les trésors de la terre végétale : puisque les parties volatiles et essentielles circulent dans l'air, et jouissent toujours de l'existence, peut-on à bon droit les appeler vivantes, ces molécules qui sont toujours matérielles ? Alors les portioncules qui se combinent avec la terre, et qui deviennent la source de la terre végétale, devraient donc également être appelées molécules vivantes, leur forme étant, seulement modifiée ou changée, et leurs parties constituantes n'étant point anéanties, quoique décomposées ?

Ainsi, quand un corps quelconque tombe en dissolution, les parties brutes et plus pures reçoivent de nouvelles modifications, et ne peuvent jamais former des ascarides, des tenia, des vers qu'on trouve dans les veines, dans les sinus du cerveau, dans le foie.

M. de Buffon a raison de dire que le corps d'un homme qui mange habituellement d'un mixte quelconque, contracte insensiblement les propriétés de ce mixte, et, pénétré des mêmes principes, devient susceptible des mêmes dépravations et de tous les changements auxquels il est sujet. Il fait une fausse application de l'exemple de Rhédi, qui, ayant ouvert un meûnier, peu de temps après sa mort, trouva l'estomac, le côlon, le cœcum, et toutes les entrailles remplies d'une quantité prodigieuse de vers extrêmement petits ; M. de Buffon oublie de considérer que ces vers à tête ronde, et à queue aigüe, ressemblent parfaitement à ceux qu'on observe dans les infusions de farine et d'épis de bled, et que les œufs de ces vers avaient été transportés, dès le vivant du meûnier, dans son estomac, par la voie de la circulation. Il se trompe également dans l'exemple cité par M. Moublet, médecin de Montpellier, qui parle d'une personne âgée de 46 ans, dominée depuis long-temps par la passion du vin, qui mourut d'une hydropisie-ascite. Son corps resta enseveli et déposé pendant un mois et demi dans une fosse. Au bout de ce temps, on le transféra dans un caveau, le cadavre n'exhalait aucune mauvaise odeur; mais quel fut l'étonnement des spectateurs, quand l'intérieur du cercueil et le linge dans lequel il était enveloppé parurent absolument noirs, et qu'il en sortit une nuée de petits insectes ailés, d'une couleur noire, qui se répandaient au-dehors? Cependant on le transporta dans le caveau, qui fut scellé d'une large pierre qui s'ajustait parfaitement: le lendemain, les jours suivants, et pendant plusieurs mois, on vit une foule de ces animalcules funèbres qui erraient et voltigeaient autour des rainures et sur les petites fentes de la pierre, où ils étaient particulièrement attroupés. Ces insectes avaient le corps noirâtre : ils avaient, pour la figure et pour la forme, une conformité exacte avec les moucherons qui sucent la lie de vin ; ils étaient plus petits, et paraissaient entre eux d'une grosseur égale; leurs ailes étaient tissues et dessinées dans leur proportion comme celles des mouches ordinaires. Pline ( *Histoire Naturelle* , liv. 12 ) disait : Les anciens ont reconnu qu'il naît constamment et régulièrement une foule d'insectes ailés de la poussière humide des cavernes souterraines. Voilà le sentiment d'un crédule naturaliste, et M. de Buffon, qui confondait l'esprit et la matière, attribue cette génération aux molécules organiques vivantes, malgré l'analogie et la similitude que M. Moublet trouvait entre ces insectes et les moucherons qui naissent dans le marc de vin. Actuellement, que nous concevons comment se forment les vers dans le corps de l'homme, et que nous savons que les moucherons sont ovipares ou vivipares, pourquoi ne pas attribuer ces essaims d'insectes aux œufs ou aux vers développés dans ce cadavre, qui, pendant

sa vie, avait bu quantité de liqueurs conte-
nant des germes? Cette explication, confirmée
par les expériences des plus savants physiologistes, est approuvée par la métaphysique,
et découle entièrement de la vérité. Que
veut M. de Buffon, en cherchant à exterminer
ce qui est positif ? en prétendant anéantir
l'existence des germes ? Parachever le grand
édifice du matérialisme, qu'il a constamment
aspiré à élever ; de ce matérialisme à la voix
creuse, escorté de son char funèbre, qui
tue l'avenir, les élans du cœur, de l'esprit
et l'immortalité. M. de Buffon, quelque
érudit qu'il soit dans l'étude de la nature,
quelque talent qu'il ait pour peindre ses idées
avec le feu du génie, avec ce beau réellement
idéal, est matérialiste raffiné ; il se déguise
souvent, à cause des circonstances des
temps, mais il ne peut plus se voiler, quand
il veut traiter l'origine des êtres, et ses
hypothèses et celles d'Épicure paraissent se
confondre. Épicure attribue les merveilles
de la création aux atômes crochus ; Buffon,
aux molécules vivantes. Pourquoi ne pas
plutôt attribuer la puissance de la génération
aux enchantements et à la magie féerique des

succubes et des incubes ? Voici dans les
saints transports de M. Le Clerc, comme
il s'exprime et fait brûler un encens
matériel ( t. 8 , p. 64 ) : « Plus on observera
de près la nature , et plus on reconnaîtra
qu'il se reproduit, en petit , beaucoup plus
d'êtres de génération spontanée que de toute
autre manière. On s'assurera , de même, que
cette manière de génération est non-seulement la plus fréquente et la plus générale ,
mais encore la plus ancienne et la plus uni-
verselle ( voilà l'explication de la création
du monde bien démontrée ) ; car , supposons
un instant , continue M. de Buffon , qu'il
plût au Souverain-Être de supprimer la vie
de tous les individus actuellement existants ;
que tous fussent frappés de mort au même
instant , les molécules organiques ne laisse-
raient pas de survivre à cette mort univer-
selle ; le nombre de ces molécules étant toujours le même, et leur essence indestructible
aussi permanente que celle de la matière
brute , que rien n'aurait anéantie , sa nature
posséderait toujours la même quantité de vie,
et l'on verrait bientôt paraître des espèces
nouvelles qui remplaceraient les anciennes :

car les molécules organiques vivantes se trouvant toutes en liberté , et n'étant ni pompées ni absorbées par aucun moule subsistant , elles pourraient travailler la matière brute en grand ; produire d'abord une infinité d'êtres organisés, dont les uns n'auraient que la faculté de croître et de se nourrir, et d'autres, plus parfaits, qui seraient doués de celle de se reproduire. Ceci nous paraît entièrement expliqué par le travail que ces molécules font en petit dans la putréfaction , dans les maladies pédiculaires , dans le tenia, où s'engendrent des êtres qui ont la puissance de se reproduire ; la nature ne pourrait manquer de faire en grand ce qu'elle fait aujourd'hui en petit. Tout philosophe sans préjugés , tout homme de bon esprit qui aura médité sur la puissance des moules intérieurs , adoptera sans peine cette possibilité d'une nouvelle nature. Nous n'ajouterons rien à ces réflexions , elles ont besoin d'une profonde connaissance de la nature , et d'un dépouillement entier de tout préjugé pour être adoptées , même pour être senties. »

Voilà le système de M. de Buffon bien établi , mais pour y ajouter foi , il faut renverser les preuves historiques , être sceptique pour ce qu'il y a de réel excepté pour les molécules organiques, fouler aux pieds toutes les lois , même celles de la mécanique ; par là se montrer exempt de préjugés, c'est-à-dire, se jeter dans le dédale du matérialisme. M. de Buffon déteste l'infini quand la raison nous oblige d'y ajouter foi ; mais aussi quand l'évidence historique défend de croire à certaine infinité imaginaire , et qu'elle veut nous faire voir la puissance de Dieu qui crée toutes choses dans un instant , Buffon établit des séries de siècles, et détruit l'existence des germes à cause d'une trop immense infinité , et parce que ses idées préliminaires de matérialisme, qu'il a établies dans les fondements de son histoire naturelle , c'est-à-dire , dans sa théorie et ses époques , seraient vaines et illusoires, s'il ne les étayait des molécules organiques , seul moyen , suivant lui , de se régénérer.

M. de Buffon ne veut point de germes à cause de l'infinité ; arrêtons-nous , dit-il , un peu sur ces idées de progrès et de développement à l'infini ; d'où nous viennent-elles ? que nous représentent-elles ? L'idée de

l'infini ne nous peut venir que de l'idée
du fini ; c'est ici un infini de succession,
un infini géométrique : chaque individu
est une unité , plusieurs individus sont un
nombre fini , et l'espèce le nombre infini ;
ainsi de même qu'on peut démontrer que
l'infini géométrique n'existe point , on
s'assurera que le progrès ou le développement
à l'infini n'existe point non plus ; par conséquent, on doit rejeter l'existence des germes;
car il faut que les partisans des germes nous
disent que la première graine ou une graine
quelconque d'un orme contient réellement
toutes les parties organiques qui doivent
former cet atôme , et tous les arbres de
cette espèce qui paraîtront sur la surface
de la terre. M. de Buffon, craignant s'être
trop avancé , avoue qu'il est plus aisé de
détruire que d'établir , et que la question
de la reproduction est peut-être de nature
à n'être jamais pleinement résolue : cependant Buffon, qui a en exécration l'infinité
des germes , parce qu'il pense que toutes les
parties organiques des êtres à venir doivent
être contenues dans le premier être , tandis
que le premier germe au contraire n'étant

point développé, et n'ayant point exercé l'intususception, ne contient que des parties organiques analogues à sa grosseur, et, par son développement, fait paraître un germe qui était imperceptible et qui, à cause de son extrême petitesse, n'en contient réellement pas de perceptible aux yeux les mieux exercés, mais qui est susceptible d'en avoir et qui au surplus ne les signale que par son développement; Buffon, dis-je, pour détruire ce système, qui lui paraît illusoire à cause de l'infinité, établit une infinité d'un autre genre, bien moins vraisemblable que la nôtre, qui est basée sur la vérité.

Le premier moyen, suivant Buffon, est de rassembler dans un être, une infinité d'êtres organiques semblables, et de composer tellement sa substance, qu'il n'y ait pas une partie qui ne contienne un germe de la même espèce, et qui par conséquent ne puisse contenir un tout semblable à celui dans lequel elle est contenue. Cet appareil paraît d'abord supposer une dépense prodigieuse et entraîner la profusion, ce n'est cependant qu'une magnificence de la nature. Un individu n'est donc qu'un tout uniformément organisé dans ses parties intérieures, un composé d'une infinité de figures semblables et de parties similaires, un assemblage de germes ou de petits individus de même espèce, lesquels peuvent se développer de la même façon, suivant les circonstances, et former de nouveaux individus composés comme le premier.

Dans notre opinion, l'infinité ne roule que dans la longue durée et succession des êtres, puisqu'une femme, par exemple, depuis l'âge de puberté, jusqu'à 45 ans, peut produire et développer dix germes par an, dont il n'y en a qu'un très-petit nombre capable d'être fécondé : la totalité des germes ne serait environ que de 300 ; l'infinité présente est bornée, l'infinité de succession n'existe point, puisque c'est la nutrition qui rend sensible le germe ; ou, si elle existe, elle n'est que dans la durée des êtres. Au contraire, chez M. de Buffon, l'infinité est continuelle : elle existe dans le moment présent, puisqu'un être est une infinité de parties similaires ; l'infinité existe également avec la durée des êtres, et en nombre bien plus considérable que l'autre infinité, puisque l'infinité de succession est une continuité de l'infinité présente. Ainsi le système de M. de Buffon donne plus lieu à l'infinité que le nôtre ; par conséquent le nôtre doit être adopté.

Tous les êtres quelconques du règne végétal et animal viennent donc de germes. Les champignons, que M. de Buffon regardait comme une production spontanée des molécules organiques, viennent de graine. Micheli a prouvé que les champignons avaient des fleurs et des graines. M. Gledisch et M. Battara les ont également reconnues. On divise les champignons en deux classes, dont les unes ne portent que des graines, et les autres, des graines et des fleurs ; parmi les premiers sont le poreux, le hérissé, la morille, les fongoïdes, les coralles fongues, etc. ; parmi les seconds, sont les thyphoïdes et l'hypoxiton. Ces graines se font sentir au toucher en manière de farine.

Les mousses ont une poussière fécondante et des graines ; le premier qui les a découvertes, en 1719 et 1741, c'est M. Dillen. MM. de Haller, Linnée, Micheli, en ont reconnu l'existence, qui a été confirmée par

un habile muséographe , M. Jean Hadwey.
Les mousses, malgré leur occultation, leur
petitesse , mettent souvent autant de temps
que les grandes plantes à faire mûrir leurs
fruits.

La surface de la trufle est née des tubercules pyramidaux qui s'ouvrent quelquefois
en deux valves; la matière charnue est divisée
en cellules pleines , lesquelles contiennent
deux à quatre graines ovoïdes ; aux fleurs de
l'ovaire succèdent quatre graines oblongues,
arrondies et lisses contenues dans un calice.

Il en est, dit M. Bonnet, de la graine comme
de l'œuf ; elle contient originairement les
parties essentielles à la plante. Dans les deux
règnes organiques , les parties ligneuses des
uns , ou osseuses des autres , commencent
par être fluides muqueuses. Les plantes
deviennent ensuite herbacées ; les animaux
acquièrent les membranes , le cartilage; l'un
passe peu-à-peu à l'état de bois , l'autre à
celui d'os. La plupart des végétaux sont à
la fois ovipares et vivipares. La graine est
analogue à l'œuf , le bouton à la vésicule.
L'embryon s'implante dans la matrice ; la
petite plante cachée dans le bouton s'unit

au tronc. La graine et l'œuf, le bouton et la vésicule renferment originairement un embrion que sa petitesse et sa transparence rendent invisibles. Les viscères des végétaux sont les trachées ; les fibres ligneuses, les vases propres, et les utricules, qui sont des sacs de forme ovale couchés à la file, bouche à bouche comme des grains de chapelet.

Ces boutons sont donc autant de petites plantes entières dont les parties sont repliées les unes sur les autres, et ne se développent que tour-à-tour. Car, dit Pluche, dans les boutons comme dans les œufs et dans les germes des petits animaux, il y a des degrés ou des diminutions d'avancement qui vont pour ainsi dire à l'infini. La prudence et la bonté du Créateur n'éclatent pas moins dans ce ménagement que sa puissance même, puisque, non-seulement il nous donne d'excellents fruits cette année, mais qu'il en réserve une récolte semblable pour l'année suivante, et qu'en empêchant, par des préparations inégales tous les boutons de s'ouvrir à la fois, il assure à nos tables comme à nos foyers des provisions réellement inépuisables.

Linnée, dans ses *Amœnitates Academiœ*, fait un parallèle très-ingénieux entre les métamorphoses des insectes et le développement des plantes ; il compare la graine avec l'œuf, la production des branches et des feuilles avec l'état des larves ; les boutons avec les chrysalides, et les fleurs avec l'insecte parfait. S'il est prouvé aujourd'hui, dit Bonnet, que le poulet et le têtard existent tout entiers dans l'œuf avant la fécondation, il y a bien de l'apparence que la plantule existe de même dans la graine avant la fécondation. Du reste, il faut l'intervention du pollen pour que cette plantule sorte de l'inertie et de son état d'emboîtement, et pour qu'elle se développe.

Aucunes plantes ne peuvent donc se multiplier sans germe, puisqu'elles renferment les parties sexuelles des étamines à poussière fécondante, des pistiles, ou des ovaires formant des germes. Le règne animal présente les mêmes moyens de production ; car, dit M. Bonnet, on peut regarder les vésicules des ovaires comme de véritables œufs. On lit dans les mémoires de l'Académie des Sciences, que M. Littre, fameux anatomiste, avait prouvé l'existence des œufs ; il était parvenu à distinguer le fœtus dans une vésicule qui tenait encore à l'ovaire. Le puceron qui, suivant M. Bonnet, est vivipare en été et ovipare en automne, confirme ceci.

M. de Buffon, au contraire, prétend que les corps mouvants que l'on découvre avec le microscope dans la semence des mâles et des femelles ne sont pas de vrais animaux, mais seulement des molécules organiques vivantes, actives, indestructibles, propres à composer de nouveaux corps organisés, d'une nature semblable à celui dont elle est extraite. M. Needham, dans ses Observations microscopiques, pense de même, ainsi que plusieurs fameux animalistes.

Mais ces erreurs sont détruites, par M. de Haller, qui a démontré que le poulet préexiste dans l'œuf à la fécondation. L'espèce des amphibies ( les grenouilles, les salamandres aquatiques ) dont M. Spallanzani nous a instruits, est un argument de même genre également victorieux, surtout contre l'épigénèse M. de Buffon ; puisque les vers spermatiques que Buffon prend pour des molécules organiques, ne se trouvent

point quelquefois dans la semence des crapauds, et qu'elle était aussi féconde que celle
qui en contenait le plus ; les molécules
organiques qui manquent dans le sperme de
quelques animaux ou qu'on peut séparer du
sperme, ne rendent point le sperme infécond,
d'après M. Spallanzani : les molécules organiques ne sont donc rien dans l'œuvre de
la génération , et le système établi sur leur
prétendue existence manque de solidité.
Par exemple , quand on mêle de l'urine
d'un humain au sperme de grenouille , il
conserve sa vertu fécondatrice , quoique les
vers spermatiques aient péri aussitôt. Les
fœtus ou germes appartiennent donc uniquement aux femelles , et préexistent à la
fécondation. Sans germe , il n'y a aucune
reproduction , ni végétale , ni animale.

# CHAPITRE SECOND.

Opinions des Naturalistes de tous les âges sur la fécondation.

L'expérience perfectionne et fait approfondir les découvertes. Primitivement, l'esprit de l'homme, pour ainsi dans l'enfance, commençait à percevoir, et les choses étaient encore impénétrables : avec des observations multipliées et suivies, le chaos des connaissances humaines s'est peu-à-peu débrouillé ; des objets qui paraissaient appartenir aux mystères, sont devenus à notre portée. Qui aurait pu, à cette époque, franchir les obstacles, et parvenir à faire le pain avec la perfection d'aujourd'hui, sans de nombreux *tentamens* ? Qui aurait

alors pensé à tirer parti de l'air ou de l'eau
pour moudre le blé ? Qui en même temps
aurait été assez chimiste pour savoir l'action
et l'efficacité de la fermentation ? Et quel
génie fécond aurait subitement possédé les
trésors de la géométrie pour construire un
four avec méthode et économie. Toutes les
connaissances pour arriver à l'art présentement facile du boulanger, ont exigé des
siècles et de nombreux essais pour faire
le pain tel que nous le mangeons, et, aidé de
l'expérience d'autrui, dans quelques mois, se
forme un boulanger, que les premiers siècles
ne pouvaient produire, mais qui ont servi
comme d'échelons pour conduire à parfaire
le pain. Il en est de même des arts et des
sciences, c'est le besoin et l'observation qui
leur donnent naissance. C'est le besoin et l'observation qui les font croître et les étendent.
Un docte est donc celui qui se nourrit
sans cesse de l'expérience des devanciers et
des contemporains, et qui, par de fréquentes
méditations, combine, s'occupe de nouvelles
associations d'idées, invente, ajoute ou
rectifie des opérations jusqu'à ce moment
connues; voilà donc la clé des arts et des

sciences, voilà le progrès social ! Avec cet esprit spéculatif et d'étude, on va faire un géomètre, un Hippocrate, un théologien, un historiographe ; traiter des objets substanciels et dialectiques. Et n'est-ce pas par une lecture méditée et conçue d'ouvrages érudits et analogues que l'on se familiarise et que l'on avance dans les mathématiques, dans la médecine, dans la théodicée, dans les histoires naturelles et des peuples ? et n'est-ce pas dans les ouvrages didactiques que se trouvent ramassées avec ordre et mesure les connaissances présentes et des siècles passés ? Oui, avec des livres choisis, des leçons préliminaires, du goût et une volonté ferme et persévérante qu'aucun obstacle ne pourrait abattre ni faire vaciller, un homme peut donner essor à son génie, répandre la surabondance, pénétrer dans ces hauteurs et ces profondeurs que nous venons de nommer, et y acquérir, non-seulement des richesses nécessaires, mais ajouter même aux connaissances modernes, non point avec un esprit uniquement de critique et peu judicieux qui contrôle hargneusement, avec malignité et sans trop

de science, un édifice majestueux dont une
parcelle parait défectueuse et qui, comprise
partiellement et simultanément, est peut-
être un chef-d'œuvre de l'art. Un homme
studieux peut donc devenir habile spyco-
logue sans l'intermède d'aucun maître, mais
avec l'aide de savants traités de métaphysique. Comment peut autrement se former
un théologien? Est-ce aux leçons d'un
professeur habile et exercé, dans la
discussion des classes? Sans doute cela y
contribue, mais jamais ces seuls auxiliaires
ne pourront consommer celui qui prétend à
un rang distingué dans la carrière théolo-
gique; s'il ne se nourrit, dans le cabinet,
d'ouvrages religieux les plus célèbres, si
en les savourant, il ne les analyse, et si de
leurs principes il n'en tire lui-même de
nouvelles conséquences qui donnent naissance à de plus grands ou à de nouveaux
développements de la science divine. Un
homme de goût peut donc se former de
lui-même, aidé d'éléments qu'il pénètre et
qu'il ne cesse de méditer.

Actuellement, que nous avons de nombreuses recherches obtenues par les anato-

mistes de tous les âges sur la génération
et sur les parties génitales des sexes, pour
donner un traité complet et nouveau,
qu'avons-nous à faire, si ce n'est à recueillir
les observations de tous les siècles, et après
les avoir pesées dans la balance de la raison,
nous pourrons hardiment prononcer et établir une manière de voir fixe et inamovible
qui découle de la vérité. A quoi nous
serviraient de nouvelles intuitions et de
nouvelles recherches sur l'ovaire ou sur
l'existence de la semence des femelles,
puisque les doutes sont aplanis sur ces points,
et que les épigénèses les plus remarquables
de tous les temps ont consacré leur vie à
scruter les prétendus mystères de la nature,
avec les instruments les plus corrects, avec
les yeux les plus attentifs? Ce serait maintenant témérité de se jeter dans de nouvelles
expériences, puisqu'il est impossible de les
tenter avec plus de talent et de continuité
qu'elles ont été faites.

Que la philosophie, la connaissance des
parties naturelles, et les expériences anatomiques mille fois répétées, qui nous ont
servi de pilote dans les recherches générales

que nous avons tentées, soient notre flambeau dans celles que nous allons encore
faire sur la génération. Parcourons donc
rapidement le sentiment des naturalistes de
tous les âges sur la fécondation.

Le céleste Platon ne voit partout que la
divinité ; c'est la divinité qui est l'univers ,
les divers mondes en sont des modifications ,
et les créatures des formes. L'essence de
toute génération consiste dans l'unité d'harmonie du nombre trois ou du triangle : celui
qui engendre , celui dans lequel on engendre ,
celui qui est engendré ; de manière que le
père et la mère n'engendrent un enfant
que pour terminer un triangle ; ces idées
sublimes et magnifiques dans la spéculation ,
sont puériles et fausses dans l'application.
Pourquoi considérer les choses de la vie
avec les yeux de l'esprit , puisque nous
sommes composés de corps et d'âme ? Le
fameux penseur Pascal nous ouvre une voie
sûre , en nous disant que l'homme n'est ni
ange ni bête, et que toutes les fois qu'il
veut faire l'ange , il fait la bête. Abaissons-
nous donc, n'étant point purs esprits ,
raisonnons d'après nos facultés , alors

notre langage sera vrai , puisqu'il ne sera
pas au-dessus de nos forces. Voyons ce que
pense Aristote : *Aristotes ( de Generatione ,*
lib. 1er, cap. 23, et lib. 11, cap. 4.) dit que le
mâle seul fournit le principe prolifique , et
que la femelle ne donne rien qu'on puisse
regarder tel ; quoiqu'ailleurs , en parlant des
animaux en général , il pense que la femelle
répand une liqueur séminale au-dedans de
soi-même quoique non prolifique ; et cependant, selon lui , la femelle fournit toute la
matière nécessaire à la génération ; cette
matière est le sang menstruel qui sert à la
formation , au développement et à la nourriture du fœtus ; mais le principe efficiant
existe seulement dans la liqueur séminale
du mâle. Avéroës , Avicenne partagent ce
sentiment : ils disent que le sang menstruel
suffit pour la génération ; que si les femelles
avaient une liqueur prolifique comme celles
du mâle , pourquoi ne produiraient-elles pas
d'elles-mêmes et sans l'approche du mâle. Ces
connaissances préliminaires sur la génération
sont un échelon, et malgré leur imperfection,
comparées aux autres systèmes des épigénèses , nous allons voir percer la vérité.

La liqueur séminale est reconnue chez les femelles, mais on en ignore l'usage; quelques-uns croient que c'est le sang des règles, d'autres que ce sang sert à la nourriture et au développement du fœtus.

Descartes admet le mélange des liqueurs séminales des deux sexes, affirme que le mâle et la femelle fournissent tous deux quelque chose de matériel pour la génération, et que c'est par la fermentation qu'occasionne le mélange de ces deux liqueurs séminales que s'opère la formation du fœtus.

Hippocrate ( voyez Hippocrate, lib. *de Geniturá*, p. 126, et lib. *de Dietă* p. 198. Lugd. Bat. 1665. ) dit que le mâle et la femelle ont chacun une liqueur prolifique, et même, dans chaque sexe, il veut qu'il y ait deux liqueurs séminales; l'une plus forte et plus active, l'autre moins forte et moins active. Les plus fortes liqueurs du mâle et de la femelle produisent un enfant mâle, et les plus faibles liqueurs produisent une femelle. Voilà donc les premiers systèmes de la génération qui, quoiqu'absolument étrangers à la véritable cause, ne laissent pas de reconnaître l'existence de la liqueur

séminale chez les deux sexes : Ces divers systèmes précités ont été suivis pendant dix-huit
siècles sans altération, jusqu'au moment où
Fabrice d'Aquapendente fit des expériences
et des observations sur des œufs de poule.

D'un autre côté, Aldrovende s'occupait
du même sujet ainsi que Volcher Coiter;
mais celui qui eut le plus de succès sur cette
matière, fut Parisanus, médecin de Venise.

Voici les pensées d'un illustre observateur
M. Harvey, docteur-médecin. Ce savant
anatomiste prétend que l'homme et les
animaux viennent d'un œuf; que le premier
produit de la conception dans les vivipares
est une espèce d'œuf; que la seule différence
qu'il y ait entre les vivipares et les ovipares,
c'est que les fœtus des premiers prennent
leur origine, acquièrent leur accroissement
et arrivent à leur développement entier
dans la matrice, au lieu que les fœtus des
ovipares prennent à la vérité leur première
origine dans le corps de leur mère, mais
c'est en dehors qu'ils deviennent réellement
des fœtus; il faut remarquer, dit-il,
que, dans les animaux ovipares, les uns
gardent leurs œufs au-dedans d'eux-mêmes

jusqu'à ce qu'ils soient parfaits , comme les oiseaux , etc. ; les autres répandent leurs œufs avant qu'ils soient parfaits , comme les crustacées , etc. Les œufs que ces animaux répandent au dehors , ne sont que les rudiments de véritables œufs.

La génération est l'ouvrage de la matrice , jamais il n'y entre de semence du mâle ; la matrice conçoit le fœtus par une espèce de contagion que la liqueur du mâle lui communique à-peu-près comme l'aimant communique au fer la vertu magnétique. Malpighi (*Pullus in ovo*) a examiné avec attention la cicatricule qui en effet est la partie essentielle de l'œuf ; il a trouvé cette cicatricule grande dans les œufs féconds, et petite dans les œufs inféconds ; le fœtus existe donc dans l'œuf avant même qu'il ait été couvé, et ses premières ébauches ont déjà jeté des racines profondes.

Graaf démontre que les testicules des femelles vivipares sont de vrais ovaires ; ayant disséqué une lapine trois jours après l'accouplement , il remarqua dans l'ovaire trois folécules un peu grandes , et il trouva dans le conduit qui est à droite , un œuf, et dans la corne droite de la matrice deux autres œufs gros comme des grains de moutarde ; dans une foule d'autres , qu'il a disséquées , il a toujours trouvé des œufs : il conclut donc que toutes les femelles vivipares ont des œufs ; que ces œufs sont contenus dans les testicules , qu'on appelle ovaires ; qu'ils ne peuvent s'en détacher que par la semence du mâle ; il dit encore qu'on se trompe , lorsqu'on croit que dans les filles et les femmes , il se détache très-souvent des œufs de l'ovaire.

Sténon, avant eux, en disséquant un chien de mer femelle , a découvert les œufs dans les ovaires. Vallisnieri paraît avoir prouvé que les vésicules qu'on trouve dans les testicules de toutes les femelles ne sont pas des œufs ; que jamais ces vésicules ne se détachent du testicule, et qu'elles ne sont que le réservoir d'une lymphe ou d'une liqueur qui doit contribuer à la génération et à la fécondation d'un autre œuf , ou de quelque chose de semblable à un autre œuf qui contient le fœtus tout formé. Après mille expériences sur des animaux et des femmes, aidé même de M. Morgani , grand anatomiste, Vallisnieri conclut que l'ouvrage de la génération se fait dans les testicules de la femelle, qu'il regarde toujours comme des ovaires ; il dit qu'il n'est pas nécessaire que la semence du mâle entre dans la matrice pour féconder l'œuf ; il pense que cet œuf sort par le mamelon du corps glanduleux, après qu'il a été fécondé dans l'ovaire, que de là il tombe dans la trompe, où il ne s'attache pas d'abord, qu'il descend et s'augmente peu-à-peu, et qu'enfin il s'attache à la matrice ; il ajoute qu'il est persuadé que l'œuf est caché dans la cavité du corps glanduleux, et que c'est là que se fait l'ouvrage de la fécondation : selon lui, l'esprit de la semence du mâle monte à l'ovaire, pénètre l'œuf, et donne le mouvement au fœtus, qui est préexistant dans cet œuf.

Leenwenhock prétend que la semence est composée d'animalcules spermatiques ; il dit en avoir vu des milliers dans une petite goutte plus petite que le plus petit grain de sable ; plus la semence est délayée, plus le nombre de ces animalcules paraît augmenter.

M. Duverney était partisan du système des œufs. M. Littre assure non-seulement que les vésicules étaient des œufs, mais même reconnut dans l'une de ces vésicules encore adhérente et placée dans l'intérieur des testicules, un fœtus bien formé dans lequel il distingua très-bien la tête et le tronc.

M. Nuck ouvrit une chienne, trois jours après l'accouplement ; il tira l'une des cornes de la matrice, et la lia dans son milieu ; en sorte que la partie supérieure du conduit ne pouvait plus avoir de communication avec la partie inférieure ; après quoi, il remit cette corne de la matrice à sa place, et ferma la plaie, dont la chienne ne parut être que légèrement incommodée ; au bout de vingt-et-un jours, il la rouvrit, et il trouva deux fœtus dans la partie supérieure, c'est-à-dire entre les testicules et la ligature, et dans la partie inférieure de cette corne, il n'y avait aucun fœtus ; dans l'autre corne de la matrice, qui n'avait pas été serrée par une ligature, il en trouva trois régulièrement disposés ; ce qui prouve que le fœtus ne vient pas de la semence du mâle, mais qu'il existe dans l'œuf de la femelle.

M. de Haller démontre par ses belles

observations sur le poulet , que , dans l'œuf , l'embryon préexiste à la fécondation. M. Bonnet regarde la liqueur séminale comme un fluide stimulant et nourricier , qui , en pénétrant dans l'œuf , y devient la source de l'évolution du germe. M. Bourguet est absolument du même avis.

La fécondation n'introduit donc pas dans l'œuf ou dans la vésicule un germe qui , dans l'hypothèse de quelques-uns , existait auparavant chez le mâle ; elle ne fournit pas non plus des molécules organiques qui en s'unissant en vertu de certaines forces de rapport à celles de la femelle , produisent le fœtus ; mais le germe logé dès le commencement dans l'œuf , où la vésicule reçoit de la liqueur du mâle le principe d'une nouvelle vie. A mesure que le germe se développe , il augmente en même temps de volume et de masse. Une force impulsive ou expansive agit donc en lui , et des molécules étrangères viennent s'incorporer à ses parties élémentaires. La liqueur séminale , suivant M. de Haller , est un stimulant qui , en irritant le cœur de l'embryon , lui imprime un degré de force qu'il ne peut recevoir que de cette liqueur. Le mouvement une fois imprimé, s'y conserve par l'irritabilité toujours inhérente au muscle.

M. l'abbé Spallanzani, dans sa dissertation artificielle, parle de grand nombre d'expériences faites avec succès sur des œufs de crapauds avec du sperme du mâle, qu'il a injecté sur les œufs, tant dans le corps des femelles qu'au dehors, et qui ont fort bien été fécondés. Notre observateur curieux de savoir s'il fallait beaucoup de sperme pour féconder, arrose différents fœtus de grenouilles, les uns sur toute leur surface, d'autres sur deux tiers, d'autres sur un tiers de leur circonférence, et il trouva que ces derniers se développaient aussi bien que les autres.

M. Spallanzani féconde artificiellement une femelle vivipare (une chienne), et eut le plus brillant succès en injectant du sperme d'un jeune chien plein d'ardeur, au moyen d'une seringue qu'on avait réchauffée jusqu'au trentième degré. Nicolas Venette dit aussi : « Il me semble qu'il n'y a rien de plus certain que de dire que la conception est un mélange de la semence de l'homme et de la femme, et qu'il n'y a rien aussi de plus incertain et de plus caché que le lieu où se fait la conception. »

On a cru jusqu'ici que la matrice était le lieu où la conception se formait, parce que l'on a presque toujours trouvé des enfants dans sa cavité, et que l'on ne s'est pas imaginé que la conception pût se faire ailleurs ; car bien qu'on ait vu des enfants dans les cornes de la matrice, on a cru que c'était contre les lois de la nature, et on ne s'est pas persuadé que c'était là le vrai commencement de la vie, puisqu'après l'accouplement, on ne trouve jamais de semence dans la cavité de la matrice, mais toujours dans les cornes, pourvu que la semence soit saine et féconde.

Les femmes, après leurs règles, sont plus propres à être fécondées qu'en tout autre temps; si le fœtus se formait dans la cavité de la matrice, quelle apparence y a-t-il qu'il pût résister au flux des règles, qui coulent en abondance du fond de cette partie. L'enfant à venir en serait détruit, et la matrice étant toute humectée, ne saurait le retenir, ni l'empêcher d'en sortir avec le sang. Ainsi, il ne se ferait point de conception au commencement des règles , ce qui est contraire à la démonstration quotidienne,

M. Spallanzani a mêlé du sperme dans d'autres liqueurs , et il a conservé sa vertu fécondante. — Il en arriverait de même à la fin des fleurs , car la matrice est alors trop humide pour conserver le présent qu'on lui fait.

Mais la clynique nous apprend que la conception qui se fait entre les règles , n'arrive pas si souvent que celle qui s'opère immédiatement avant ou après. Je suis obligé de croire que la conception se fait dans un autre lieu que dans la matrice ; je n'en saurais voir de plus propre que les cornes, où l'on trouve des enfants formés. Les anciens savaient bien que la matrice des femmes n'avait qu'une cavité , et ils ont pourtant écrit que les femmes grosses sentaient plus de douleur et de mouvement d'un côté que de l'autre , ce que l'expérience confirme aujourd'hui.

Du temps de Fernel, on croyait que la pierre se formait dans la vessie : on sait aujourd'hui qu'elle commence dans les reins.

C'est donc dans les cornes que se forme le fœtus. Mais encore comment est-ce que la conception se pourrait faire après les grandes cicatrices que la matrice reçoit quelquefois, si elle ne se faisait hors de sa cavité.

Avant de résumer ces différents systèmes, qui nous ont servi de degré pour faire jaillir la lumière mathématique, examinons l'opinion de M. de Buffon, que nous avons déjà préliminairement combattue.

# CHAPITRE TROISIÈME.

M. de Buffon proclame les molécules organiques cause efficiente des êtres, dans son système sur la génération. Corollaire des opinions des divers Épigénèses dont nous venons de nous entretenir.

~~~

La génération de l'homme va nous servir d'exemple, dit M. de Buffon. Je le prends dans l'enfance, et je conçois que le développement ou l'accroissement des différentes parties de son corps se faisant par la pénétration intime des molécules organiques analogues à chacune de ses parties, toutes ces molécules organiques sont absorbées dans le premier âge, et entièrement employées au développement ; que, par conséquent, il n'y en a que peu ou point de superflues, tant que le développement n'est pas achevé, et que c'est pour cela que les enfants sont incapables d'engendrer. Mais lorsque le corps a pris la plus grande partie de son accroissement, il commence à n'avoir plus besoin d'une aussi grande quantité de molécules organiques pour se développer ; le superflu de ces mêmes molécules organiques est donc renvoyé de chacune des parties du corps dans des réservoirs destinés à les recevoir ; ces réservoirs sont les testicules et les vésicules séminales ; c'est alors que commence la puberté, dans le temps, comme on voit, où le développement du corps est à-peu près achevé. Tout indique la surabondance de la nourriture ; la voix change et grossit, la barbe commence à paraître, plusieurs autres parties du corps se couvrent de poil, celles qui sont destinées à la génération prennent un prompt accroissement, la liqueur séminale arrive et remplit les réservoirs qui lui sont préparés ; lorsque la plénitude est trop grande, elle force même, sans provocation et pendant le sommeil, la résistance des vaisseaux qui la contiennent, pour se répandre au dehors.

Tout annonce donc dans le mâle une surabondance de nourriture dans le temps que
commence la puberté ; celle de la femelle
est encore plus précoce : cette surabondance est même plus marquée , par cette
évacuation périodique qui commence et
finit en même temps que la puissance d'engendrer , par le prompt accroissement du
sein et par un changement dans les parties
de la génération.

Je pense donc que les molécules organiques renvoyées de toutes les parties du
corps dans les testicules et dans les vésicules
séminales du mâle, et dans les testicules ou
telle autre partie qu'on voudra de la femelle ,
y forment la liqueur séminale, laquelle, dans
l'un et dans l'autre sexe, est un extrait de
toutes les parties du corps ; ces molécules
organiques au lieu de se réunir et de former
dans l'individu même de petits corps organisés semblables , ne peuvent se réunir que
quand les liqueurs séminales des deux sexes
se mêlent; et, lorsque, dans le mélange qui
s'en fait , il se trouve plus de molécules
organiques du mâle que de la femelle , il
en résulte un mâle , ou s'il y a plus de

particules organiques de la femelle que du mâle, il se forme une petite femelle. Ces petits corps mouvants auxquels on a donné le nom d'animaux spermatiques, qu'on voit au microscope dans la liqueur des deux sexes, sont de petits corps organisés et vivants.

M. de Buffon, après de nombreuses expériences microscopiques, dit que tous les animaux mâles ou femelles, tous ceux qui sont pourvus des deux sexes ou tous ceux qui en sont privés, tous les végétaux, de quelqu'espèce qu'ils soient, tous les corps, en un mot, vivants ou végétants, sont composés de parties organiques vivantes, et c'est de la réunion de ces parties organiques, renvoyées de toutes les parties du corps de l'animal ou du végétal, que se fait la reproduction, toujours semblable à l'animal ou au végétal dans lequel elle s'opère, parce que la réunion de ces parties organiques n'a lieu qu'au moyen du moule intérieur, c'est-à-dire dans l'ordre que produit la forme du corps de l'animal ou du végétal.

Il existe donc de la liqueur et dans les vésicules du testicule et dans les cavités du corps glanduleux, puisqu'on y en a toujours trouvé ; nous avons démontré que cette dernière liqueur est la vraie semence de la femelle , puisqu'elle contient comme elle des parties organiques en mouvement.

Les femelles ont donc une liqueur séminale comme le mâle. La semence est renvoyée de toutes les parties du corps dans les testicules et les vésicules séminales du mâle , et dans les testicules et la cavité du corps glanduleux des femelles ; cette liqueur, qui sort par le mamelon du corps glanduleux , arrose continuellement les cornes de la matrice de la femelle , et peut aisément y pénétrer , soit par la succion du tissu même de ces cornes, qui , quoique membraneux , ne laisse pas d'être spongieux , soit par la petite ouverture qui est à l'extrémité supérieure des cornes.

La liqueur que les femmes répandent lorsqu'elles sont excitées, et qui sort , selon Graaf, des lacunes qui sont autour du cou de la matrice et autour de l'orifice extérieur de l'urètre , pourrait bien être une portion surabondante de la liqueur séminale qui distille continuellement du corps glanduleux du testicule sur les trompes de la matrice , et qui peut y entrer directement toutes les fois que le pavillon se relève et s'approche du testicule. La liqueur que les femmes répandent est donc la même que celle qui se trouve dans la cavité du corps glanduleux de leurs testicules , et que c'est par conséquent de la liqueur vraiment séminale qui , une fois entrée dans la matrice , par les trompes , en sort par le tissu spongieux. Cette substance nutritive commune à l'un et à l'autre règne est toujours vivante, toujours active; elle produit l'animal ou le végétal , lorsqu'elle trouve un moule intérieur , une matrice convenable, et analogue à l'un et à l'autre ; mais lorsque cette substance active se trouve rassemblée en grande abondance dans des endroits où elle peut s'unir , elle forme dans le corps animal d'autres animaux tels que le tœnia , les ascarides , etc.

Voyons donc maintenant comment M. de Buffon explique la formation du fœtus : « Il est très-probable, dit-il , que , dans le temps de la copulation , l'orifice de la matrice s'ouvre pour recevoir la liqueur séminale , et qu'elle y entre en effet par cette ouverture , qui doit la pomper ; » mais on peut croire aussi que cette liqueur active et prolifique

penètre à travers le tissu même des membranes
de la matrice ; la preuve que la semence en
pénètre la masse, c'est le changement prompt
et subit qui arrive à ce viscère dès les premiers
temps de la grossesse, les règles et même les
vidanges d'un accouchement, qui vient de
précéder, sont d'abord supprimées; la matrice devient plus mollasse, elle se gonfle,
elle paraît enflée à l'intérieur, et cette
enflure ressemble à la piqûre d'une abeille
sur les lèvres des enfants.

La matrice, dans le temps de la grossesse,
non-seulement augmente en volume, mais
en masse, et a une espèce de vie végétative. La femelle a une liqueur séminale
qui commence à se former dans les testicules, et qui achève de se perfectionner
dans ces corps glanduleux ; cette liqueur
coule et distille continuellement par les
petites ouvertures qui sont à l'extrémité
de ce corps glanduleux, et cette liqueur
séminale de la femelle peut, comme celle
du mâle, entrer dans la matrice de deux
façons différentes, soit par les ouvertures
qui sont aux extrémités des cornes de la
matrice, qui paraissent être les passages

les plus naturels, soit à travers le tissu membraneux de ces cornes, que cette liqueur humecte et arrose continuellement.

Ces liqueurs des deux sexes sont un extrait du corps de l'animal; ainsi, dans leur mélange, il y a tout ce qui est nécessaire pour former un certain nombre de mâles et de femelles: moins ces liqueurs sont abondantes en molécules organiques, et plus le nombre des fœtus est petit, comme il arrive dans les espèces des grands animaux.

L'homme ne produit ordinairement qu'un et rarement deux fœtus; ce fœtus est mâle, si le nombre des molécules organiques prédomine dans le mélange des deux liqueurs.

Ces deux liqueurs séminales ont entre elles une analogie parfaite, puisqu'elles sont composées toutes les deux de parties non-seulement similaires par leur forme, mais encore absolument semblables dans leur mouvement et dans leur action. Je conçois donc que, par ce mélange des deux liqueurs séminales, cette activité des molécules organiques est comme fixée par l'action contrebalancée de l'une et de l'autre, en sorte que chaque molécule organique venant à cesser de se mouvoir , reste à la place qui lui convient , et cette place ne peut être que celle de la partie qu'elle occupait auparavant dans l'animal , ou plutôt dont elle a été renvoyée dans le corps de l'animal : ainsi, toutes les molécules qui auront été renvoyées de la tête de l'animal, se fixeront et se disposeront dans un ordre semblable à celui dans lequel elles ont été en effet renvoyées ; il en est ainsi de toutes les parties du corps ; par conséquent , ces molécules formeront un petit être organisé semblable à l'animal dont elles sont l'extrait. Les parties sexuelles , en ce qu'elles sont dissemblables , ne peuvent agir les unes sur les autres ni se mêler intimement ; si les parties sexuelles mâles sont rendues les premières , l'enfant sera mâle et les parties sexuelles femelles formeront le placenta. Si un mâle ne forme pas un fœtus dans ses testicules , il en est de même d'une femelle : c'est parce que ces molécules, qui sont continuellement renvoyées dans les testicules , sont aussi continuellement repompées , et qu'il y a une espèce de circulation de semence.

Les enveloppes et le placenta , dira-t-on , devraient alors être un autre fœtus qui serait femelle si le premier était mâle ; car le premier n'ayant consommé pour se former que les molécules organiques des parties sexuelles de l'un des individus , et autant d'autres de molécules organiques de l'un et de l'autre des individus , il reste toutes les molécules des parties sexuelles de l'autre individu , et de plus la moitié des autres molécules communes aux deux individus. A cela , on peut répondre que le premier fœtus exerce une force à l'extérieur , dérange l'établissement des autres molécules organiques , et leur donne l'arrangement nécessaire pour former le placenta et les enveloppes.

Lorsque les liqueurs des deux individus sont fort abondantes en molécules organiques , il se forme différentes petites sphères d'attraction ou des réunions en différents endroits de la liqueur ; alors , par un mécanisme semblable à celui que nous venons d'expliquer , il en résulte plusieurs fœtus , les uns mâles , les autres femelles.

Le lieu où le fœtus doit se former est
la cavité de la matrice, parce que la semence
du mâle y arrive plus aisément que dans les
trompes, et que ce viscère n'ayant qu'un
orifice toujours fermé, à l'exception des
instants où les convulsions de l'amour
peuvent le faire ouvrir, l'œuvre de la
génération y est en sûreté, et ne peut guère
en sortir que par des hasards peu fréquents;
mais comme la liqueur du mâle arrose d'abord
le vagin, qu'ensuite elle pénètre dans la
matrice; que, par son activité, elle peut
arriver plus loin, et aller dans les trompes,
même jusqu'aux testicules, si le pavillon les
embrasse dans ce moment; de même,
comme la liqueur séminale de la femelle
a déjà toute sa perfection dans le corps
glanduleux des testicules, qu'elle en découle,
qu'elle arrose le pavillon et les trompes
avant que de descendre dans la matrice,
et qu'elle peut sortir par les lacunes qui
sont autour du cou de la matrice, il est
possible que le mélange de ces deux liqueurs
se fasse dans ces différents lieux. Il se forme
donc souvent des fœtus dans le vagin, mais
ils en retombent sitôt formés.

Les recueils d'observations anatomiques
font mention de fœtus trouvés dans les
testicules : effectivement , si la liqueur séminale du mâle est lancée avec assez de
force pour être portée jusqu'à l'extrémité
des trompes , et qu'au moment où elle y
arrive , le pavillon vienne à se redresser et
à embrasser le testicule , alors il peut se
faire qu'elle s'élève encore plus haut , et
que le mélange des deux liqueurs se fasse
dans la cavité du corps glanduleux ; il
pourrait s'y former un fœtus , mais qui
n'arriverait pas à sa perfection. Dans l'Histoire de l'ancienne Académie ( page 228 ),
un chirurgien a trouvé dans le scrotum
d'un homme une masse de la figure d'un
enfant enfermé dans les membranes. La
liqueur séminale de la femelle , en se répan-
dant avec abondance dans le vagin , peut
donc pénétrer au moment de la copulation
dans le scrotum du mâle , à-peu-près comme
le virus vénérien y pénètre souvent ; ou
bien , la liqueur séminale de chaque sexe
peut produire seule des masses organisées.

M. de la Saône , dans un mémoire , assure
que des religieuses bien cloîtrées avaient

fait des môles. Pourquoi non ? puisque les poules font des œufs sans communication avec le coq , et que , dans la cicatricule de ces œufs , on voit au lieu d'un poulet , un môle avec des appendices.

La conception s'opère donc par le mélange de la liqueur spermatique de l'homme et de la femme dans la matrice.

Il est donc constant , d'après les faits mentionnés dans le présent chapitre et dans ceux qui précèdent , que le sexe féminin possède une liqueur séminale , résultat de la nutrition , qui se manifeste dans les testicules , depuis l'âge de puberté jusqu'à l'époque où cessent les règles. Cette liqueur déjà épurée , prend de la perfection dans les réservoirs membraneux du testicule , et est essentiellement élaborée , quand elle réside dans les mamelons de l'ovaire : lorsqu'un mamelon est arrivé à maturité , il s'ouvre , stille la liqueur séminale et stimulante au milieu de laquelle nage un germe qui parvient dans les trompes de Fallope, soit par le pavillon qui embrasse l'ovaire dans l'orgasme que procure le coït , soit par le tissu membraneux des trompes ;

la conception ne peut avoir lieu, que
lorsque la liqueur prolifique du mâle,
versée dans le vagin, entre dans la matrice
par son orifice ou par les lacunes de Graaf,
et féconde le germe par la fermentation des
deux liqueurs. Si la liqueur femelle est des-
cendue dans la matrice avec son germe, par
les convulsions de l'amour, qui ouvre l'extrémité de la trompe adjacente à la matrice,
cette fécondation dans la matrice est souvent
sans succès, car les règles en obligent la
sortie avant qu'il ait eu le temps d'y prendre
domicile. Si le sperme et le germe n'ont
point quitté la trompe, que la semence
du mâle y arrive par une espèce d'aspiration,
la conception s'y opère; c'est là qu'elle a
le plus de réussite. Quelquefois le sperme
masculin ne reste point dans les trompes :
il arrive aux corps glanduleux de l'ovaire,
soit par le pavillon, soit par le tissu membraneux, et féconde un mamelon arrivé
au point convenable; alors le germe fécondé
suit la route que lui trace la liqueur de la
femme, qui lui sert de véhicule pour le
conduire dans une corne de la matrice
correspondante à son testicule. Voilà donc

en abrégé la véritable génération ; aucune ne peut se faire sans germe.

La majeure partie des naturalistes ont reconnu une liqueur séminale chez la femme ; ceux qui , avec Aristote , Avéroës, Avicenne , regardaient le sang des règles comme la vraie matière prolifique , avouaient encore que les femmes répandaient une liqueur au-dedans d'elles-mêmes qui souvent arrosait le vagin ; ils se sont mépris sur la véritable liqueur stimulante ; ils ont cru que le sang des règles , qui était évidemment un effet de la fermentation du sang produite par les qualités vireuses du sperme , devait être aussi le véritable sperme : erreur qui provenait de ce qu'ils n'avaient pas assez examiné la liqueur qui pénètre dans la matrice et dans le vagin , qu'ils envisageaient comme une liqueur lubrifiante propre à répandre l'onction dans la matrice , surtout dans le vagin , pour en faciliter l'entrée et le jeu au membre viril. Ainsi , Aristote et ses sectateurs se sont mépris , et gravement trompés , parce que , par des expériences subséquentes , on a reconnu que cette liqueur, qu'ils prenaient comme un liniment essentiel

pour lubrifier les parties sexuelles , est bien
différente de cette semence absolument
prolifique provenant des ovaires au milieu
de laquelle nage un germe ; que le sang
des règles ne contient rien de propre à la
conception; qu'il démontre seulement, pour
l'ordinaire, la fécondité du sexe ; puis il
répand dans leurs organes une humidité
nécessaire pour y entretenir la fraîcheur et
la souplesse.

Hippocrate , ses illustres et nombreux
disciples , reconnaissent l'existence de la
liqueur séminale dans les deux sexes , et
même deux liqueurs séminales dans chaque
sexe ; c'est au mélange de ces quatre
liqueurs que s'opère la conception.

Leewenhock est le créateur d'un système
tout-à-fait opposé ; il veut que la semence
de l'homme soit un riche composé d'animalcules spermatiques mâles et femelles.
Cette opinion singulière a été adoptée avec
une certaine avidité par Andry , Mallebranche , Lister , Camérarius , Léibnitz ,
Morgagni , d'Alembert , Boërhaave et une
foule d'autres.

Les divers systèmes sur la génération se

réduisent donc premièrement, à regarder la liqueur séminale de l'homme comme un composé d'animalcules spermatiques mâles et femelles infiniment petits, etc.

Secondement, à considérer la liqueur séminale des deux sexes comme une collection de molécules organiques vivantes, c'est l'opinion de M. de Buffon et de M. Needham. La préexistence des germes ou la panspermie rapproche de l'hypothèse des molécules organiques, puisqu'elle suppose la nature remplie de germes ou d'éléments propres à former quelqu'être que ce soit.

La troisième opinion des naturalistes anciens et modernes est celle que nous avons modifiée et suivie, parce qu'elle prend sa source dans la vérité, c'est-à-dire dans la nature même des choses; elle consiste à reconnaître qu'il ne s'opère aucune génération sans germe dans le règne végétal et animal: nous en avons fait une ample démonstration dans le premier chapitre.

Nous allons donc, pour terminer celui-ci, prouver, par la dissection, quoique nous l'ayons déjà fait, le néant des animalcules

spermatiques et des molécules organiques.
Dans le chapitre quatrième, nous donne-
rons un exposé complet sur la génération
humaine; car si la conception ne se fait
point par les animalcules spermatiques ou
les molécules organiques, par quelle autre
voie que par celle des germes pourrait-
elle s'opérer, puisque les naturalistes de
tous les âges n'ont discuté que sur ces
trois modes de génération, et qu'il est
impossible d'en créer d'autres ? Faisons
donc voir l'impossibilité des deux premiers
systèmes, pour ensuite nous livrer sans
distraction au développement de la génération par germes.

Pour combattre Leewenhock, nous
n'avons qu'à lui opposer Buffon. Tous les
deux étaient chefs de partis très-opposés,
et se donnaient mutuellement d'athlétiques
coups de massue ; quoique munis d'excellents instruments, ils se combattent l'un
l'autre, et voient dans le sperme des choses
fort dissemblables, ce qui démontre la vanité
et le peu de connexion de leurs systèmes :
en effet, la meilleure réfutation des animalcules est l'exposé des molécules, et

l'exposé des molécules est renversé *et vice versâ* par l'existence des animalcules : ces deux opinions microscopiques sont également dénuées de vraisemblance et le fruit d'une imagination féconde ; car avec le composé que nous avons signalé dans le premier chapitre, nous devenons créateurs de nombreux animalcules ou d'une infinité de molécules qui ne doivent leur existence qu'à l'extrême séparation des parties mucilagineuses, de soude, de phosphate calcaire dont l'eau est le véhicule et le puissant diviseur. Empruntons donc le langage de M. de Buffon pour combattre Leewenhock ; ensuite nous l'attaquerons à son tour.

Une grande difficulté contre les animalcules, c'est la ressemblance des enfants tantôt au père, tantôt à la mère, quelquefois à tous les deux ensemble, et les marques évidentes des deux espèces dans les mulets et dans les animaux mi-partie. Si le ver spermatique de la semence du père doit être le fœtus, comment se peut-il que l'enfant ressemble à sa mère ?

Comment entend-on que se fait la transformation des vers en homme ? Le ver qui

doit devenir mouche ou la chenille papillon,
passe par un état mitoyen qui est celui
de la chrysalide. Lorsqu'il sort de la
chrysalide, il est entièrement formé : il a
acquis sa grandeur totale et toute la perfection de sa forme ; dès-lors, il est en
état d'engendrer, au lieu que, dans la prétendue transformation du ver spermatique
en homme, on ne peut pas dire qu'il ait
un état de chrysalide. Quand même on
en supposerait un pendant les premiers
jours de la conception, pourquoi la production de cette chrysalide supposée n'est-
elle pas un homme adulte et parfait ?
Au contraire, ce n'est qu'un embryon
encore informe, auquel il faut un nouveau
développement. On voit bien que l'analogie
est ici violée ; que bien loin de confirmer
cette idée de la transformation du ver spermatique, elle la détruit lorsqu'on prend la
peine de l'examiner. D'ailleurs, le ver qui
doit se transformer en mouche, vient d'un
œuf : cet œuf, c'est le produit de la copulation des deux sexes, de la mouche mâle
et de la mouche femelle ; il renferme
le fœtus ou le ver qui doit ensuite devenir

chrysalide, et arriver enfin à son état de perfection , à son état de mouche , dans lequel seul l'animal a la faculté d'engendrer. Au lieu que le ver spermatique n'a aucun principe de génération : il ne vient pas d'un œuf ; quand même on accorderait que la semence peut contenir des œufs , d'où sortent les vers spermatiques? La difficulté restera toujours la même; car ces œufs supposés n'ont pas pour principe d'existence la copulation des deux sexes , comme dans les insectes; par conséquent la production supposée non plus que le développement prétendu des vers spermatiques ne peuvent être comparés à la production et au développement des insectes. Bien loin que les partisans de cette opinion puissent tirer avantage de la transformation des insectes , elle me paraît au contraire détruire le fondement de leur explication.

Je remarquerai que ce qu'il dit du nombre et du mouvement de ces prétendus animalcules est vrai. Mais que la figure de leur corps ou de cette partie qu'il regarde comme la tête et le tronc du corps n'est pas toujours telle qu'il la décrit quelquefois : cette partie qui précède la queue, est ronde ou globuleuse, d'autres fois elle est allongée, souvent elle paraît aplatie, quelquefois elle paraît plus large que longue, etc. Cette queue, au lieu de les aider à nager, est au contraire un filet engagé dans les filaments ou dans le mucilage, ou même dans la matière épaisse de la liqueur.

De tout cela, nous pouvons conclure que Leewenhock n'a pas toujours vu les mêmes choses ; que les corps mouvants qu'il regardait comme des animaux, lui ont paru de formes différentes ; qu'il n'a varié dans ce qu'il en dit, que dans les vues d'en faire des espèces constantes d'hommes ou d'animaux. Non-seulement, il a varié dans le fond de l'observation, mais il a varié sur la manière de la faire, car il dit expressément que toutes les fois qu'il a voulu bien voir les animaux spermatiques, il a toujours délayé cette liqueur avec de l'eau, afin de séparer et de diviser davantage la liqueur, et de donner plus de mouvement à ces animalcules.

Si ce sont des animaux, pourquoi n'ont-ils pas tous vie ? Pourquoi ceux qui sont dans la partie la plus liquide sont-ils vivants, tandis que ceux qui sont dans la partie la plus épaisse de la liqueur ne le sont pas ?

Il me paraît qu'il est difficile de concevoir qu'il puisse exister des animaux qui, dès le moment de leur naissance jusqu'à celui de leur mort, soient dans un mouvement continuel et très-rapide sans le plus petit intervalle de repos.

Comment entend-il donc que la laite, cette membrane sèche dans laquelle, après le temps du frai, il n'y a plus ni liqueur séminale ni animaux, puisse reproduire des animaux de la même espèce l'année suivante ? Il est donc très-certain que ces prétendus animaux spermatiques ne se multiplient pas comme les autres animaux, par la voie de la génération, ce qui seul suffirait pour faire présumer que ces parties, qui se meuvent dans les liqueurs séminales, ne sont pas de vrais animaux.

Il n'existe donc point d'animaux spermatiques ; ces prétendus corps en mouvement ne sont que des portioncules de matière très-déliée que l'eau a pénétrées, divisées, et qui sont en mouvement dans le liquide en raison de sa fluidité, de l'impression du calorique, de l'air et des autres corps qui occasionnent une espèce d'oscillation.

Il n'existe pas davantage de molécules organiques vivantes, puisque ces particules prétendues animées ne sont que de nombreuses fractions de matière nageant dans un véhicule; qu'un corps matériel ou réduit en fraction conserve toujours les propriétés connues de la matière, telles que l'inertie, propriétés tout-à-fait hétérogènes à la puissance intellectuelle. M. de Buffon veut que la conception s'opère par le mélange des molécules organiques ou du sperme des deux sexes dans la matrice, rarement dans les trompes, et presque jamais dans l'ovaire. Mais, M. de Buffon, vous avez éludé, par votre silence, une grand difficulté qui seule fait écrouler votre brillant système et votre faisceau rayonnant. Comment en contemplant le dôme imposant en style grandiose des Invalides, n'avez-vous pas observé qu'avec votre opinion des molécules organiques, vous n'auriez pu devenir le régénérateur du genre humain, ou vous n'eussiez été que l'inventeur d'hommes imparfaits et difformes ? Comment voulez-vous priver des militaires couverts de lauriers et de gloire, recommandables à tous égards, de l'avantage si doux de la paternité, parce qu'en défendant le sol français, ou par quelqu'autre fâcheux accident, ils auraient perdu un membre, peut-être plusieurs ? Effectivement, vous dites que les molécules viennent de toutes les parties du corps ; ainsi, un mari, une femme, privés d'un ou de quelques membres, ne pourront concevoir, ou formeront des fœtus accablés des mêmes infirmités ; cela est incontestable. Or, a-t-on jamais vu des militaires ou des femmes mutilés, donner naissance à des enfants privés d'organes essentiels ? La conception ne se fait donc point par le rapprochement des molécules organiques vivantes, mais par le mélange des deux spermes, dans l'un desquels nage un germe, que la fermentation des liqueurs pénètre et développe. Voilà qui est plausible ; allons jusqu'aux derniers retranchements.

Ces deux liqueurs séminales ont entr'elles, dites-vous, une analogie parfaite, puisqu'elles sont composées toutes les deux de parties

6

non-seulement similaires, mais encore absolument semblables dans leur mouvement
et dans leur action. Je conçois donc que par
la combinaison des deux liqueurs séminales,
l'activité des molécules organiques de chacune
des liqueurs est comme fixée par l'action
contrebalancée de l'une et de l'autre, en sorte
que chaque molécule organique venant à
cesser de se mouvoir, reste à la place qui
lui convient; c'est celle qu'elle avait dans
l'animal. Par conséquent, ces molécules formeront un petit être organisé semblable à
l'animal dont elle sont l'extrait.

D'après ces principes de M. de Buffon, un
père n'aura point de bras, la mère en aura:
dans la conception qui résultera de leur union,
les molécules des bras de la mère n'étant
point contrebalancés par les molécules des
bras du père, les molécules des bras de la
mère ne se fixeront pas, et ne cesseront de
se mouvoir; le fœtus n'aura alors point de
bras, même ne pourra se former, car, les
molécules des bras, étant toujours en mouvement, empêcheront les molécules des deux
sexes de se contrebalancer, de déterminer
l'équilibre et un individu. Un père et une

mère mutilés ne concevront donc qu'un enfant
mutilé, ou même ne pourront pas engendrer :
tous les jours, l'expérience apprend le
contraire. Le système des molécules organiques n'est donc que le fruit d'une imagination abondante; il ne peut séduire que
par l'harmonie de l'expression et le coloris
des idées.

M. de Buffon ne fait pas une longue
route sans tomber dans une inconséquence
précipitée, sans laquelle il ne pourrait
achever l'édifice d'un matérialiste, et cueillir
des palmes. Ici, il nous dit que les molécules
organiques des deux sexes ne forment un
fœtus que parce qu'elles se contrebalancent,
ce qui leur donne de la fixité. Un peu plus
loin, M. de Buffon proclame : « Les parties
sexuelles, en ce qu'elles sont dissemblables,
ne peuvent agir les unes sur les autres, ni
se mêler intimement. Si les parties sexuelles
mâles sont rendues les premières, l'enfant sera
mâle, les parties sexuelles femelles construi-
ront le placenta. » Qu'est donc devenue
cette mémoire heureuse, que vous aviez
pour compter les séries de siècles nécessaires
afin de modérer l'incandescence de la terre,

et de la permettre habitable? En raison de la dissemblance des molécules sexuelles, vous voulez que les premières rendues dans la matrice décident le mâle ou la femelle. Comment pourront-elles se poser, ces molécules qui ne se fixent que par le mélange des deux liqueurs? Étant inalliables par leur dissemblance, elles seront toujours en mouvement, troubleront l'ordre des autres molécules qui cherchent à réaliser un individu, ou au moins ne permettront pas au fœtus d'avoir de sexe. Si, contre vos principes, j'admettais un instant qu'elles pussent se fixer, comment résoudrez-vous cet accident, qui doit souvent se présenter : Les parties sexuelles mâles arrivées les premières forment un commencement de fœtus mâle, mais les molécules organiques femelles, renvoyées du sein de la mère, prennent leur revanche, et viennent avant celles du mâle ; cette rencontre peut avoir lieu souvent. Pourquoi ne voyons-nous pas cependant des garçons au monde avec les seins d'une fille? Les molécules organiques ne sont donc point les véritables causes de la conception, elles n'en sont que l'occasion.

Vous dites , illustre Buffon , qu'il n'y a point de conception sans un mélange des liqueurs des deux sexes dans une matrice convenable. S'il en est ainsi , pourquoi, exprimez-vous que , lorsque cette substance active se trouve rassemblée en grande abondance dans des endroits où elle peut s'unir , elle forme dans le corps animal d'autres animaux tels que le tœnia , les ascarides , etc. ?

Je suis fâché que vous n'ayez pas employé votre vaste talent à briser le prisme de l'illusion , vous n'auriez pas marché sur un terrain glissant et pénible à tenir. Dans un endroit, vous voulez que les liqueurs des deux sexes ne puissent s'établir et ne se fixent que par leur mélange intime ; ailleurs, vous prétendez que la liqueur d'un sexe peut faire des générations spontanées. Les testicules des deux sexes vont donc , d'après cela , devenir une terre féconde , et produire sans copulation ? Vous répondez à cette difficulté : que la semence ne fait qu'aller et venir dans les testicules , qu'elle y a une espèce de circulation ; je vous l'accorde. Mais cette semence, que le mamelon distille et fait couler dans les trompes , n'est plus repompée, elle y séjourne quelque temps , et attend souvent les convulsions de l'amour pour arriver dans la matrice. Comment cependant les filles ne produisent-elles rien? Vous voulez que les liqueurs se mêlent dans la cavité de la matrice , y forment un fœtus qui y soit en sûreté. Sans parler ici du sang des règles , qui peut l'inonde ret l'emporter; sans parler des cicatrices qu'a quelquefois reçues la matrice , et qui ne rendent pas les femmes infécondes, qui soutiendra le tendre fruit dans cette position? Une boule peut-elle rester en l'air sans être protégée : le seul poids du fœtus le ferait tomber dans l'orifice de la matrice , dès que la mère se tiendrait debout presqu'aussitôt sa conception.

Le système des molécules organiques est donc impossible de quelques manières qu'on le considère.

Les molécules organiques ne sont donc pas un ou plusieurs individus abrégés de l'animal ; mais une liqueur extraite de l'animal , et quoique, parce qu'elle est substancielle et fermentante, elle dilate les organes, elle n'a pas besoin , pour la conception , de venir au moment même de toutes les parties de l'animal, puisqu'une goutte de semence peut féconder. Peu importe d'ailleurs l'âge de la liqueur dans les testicules, pourvu qu'elle soit saine, florissante ; et comment définir la quantité suffisante pour faire voir qu'elle arrive de tout le corps. Si la liqueur séminale est un extrait positif de toutes les parties d'un individu, quelques petites et quelques ténues que l'imagination suppose les molécules, elles contiendront par leur volume plus d'espace qu'un fœtus de deux ou trois jours. Un fœtus est un animal en racourci : un extrait de toutes les fractions d'un animal développé doit être beaucoup plus considérable que le germe ou l'animal en petit.

Le système des molécules organiques, étant dénué de toute espèce de fondement, soit parce qu'il est impraticable par lui-même, soit parce qu'il veut attribuer à la matière des propriétés qui répugnent à la raison, à la saine critique et aux lois organiques du syllogisme, doit être rejeté.

*

# CHAPITRE QUATRIÈME.

La génération ne s'opère que par des germes fécondés par les liqueurs séminales et prolifiques des deux sexes.

~~~~

Que de gens, dans la vie, raisonnent par des principes qu'ils inventent! Les propositions et les conséquences qui en découlent, venant d'une source impure, sont dangereuses et fausses. Ainsi, M. de Buffon et ceux qui créent des théories nouvelles qui ne dérivent point des organes sexuels, de la nature des ovaires, des trompes de la matrice, des parties génitales, mais qui prennent naissance dans le microscope et dans les portioncules de matière qui, parce qu'elles nagènt dans un liquide, paraissent animées, vous raisonnez sur des

effets que vous regardez comme cause ;
vos arguments deviennent mensongers et
sophistiques. Gardons-nous donc des hypothèses en général, parce que toute hypothèse
indique une fantasmagorie, une fiction, un
produit de l'imagination : qu'on invente,
ou parce que la chose considérée superficiel-
lement ou seulement en partie paraît vraie,
ou parce qu'on a intérêt à la faire passer
pour telle, quand bien même on saurait
agir contre la vérité : défions-nous de cette
manière d'argumenter ; elle est ordinairement captieuse pour la foule, à qui souvent
elle en impose ; elle est toujours vicieuse
et condamnable, en ce qu'elle tend à introduire l'erreur parmi les hommes. Quand
le système de M. de Buffon et celui de
l'auteur des Animalcules n'auraient pas
d'autres taches, ce serait assez pour s'en
garrer ; puisque, dans une matière aussi
importante que celle de la génération, on
raisonne faux, on n'agit pas rationnellement
et mathématiquement, aussitôt qu'on ne parle
pas d'après la nature des choses. Buffon et
Leewenhock ont tout contre eux : ils ont les
parties sexuelles, qui crient hautement contre

leurs sophismes et leur aveuglement. Nous, au contraire, nous ne parlons que d'après la connaissance intime des organes génitaux ; nous joignons à nos idées physiologiques l'assentiment des observateurs fidèles qui ont vu et reconnu l'existence des germes, par de nombreuses expériences, tels que les Sténon, les Harvey, les Graaf, les Duverney, les Spallanzani, les Vallisnieri, les Littre, les Nuk, des milliers d'autres, tant anciens que modernes et contemporains ; nous ajoutons, pour rendre nos principes inexpugnables, les observations de nos adversaires eux-mêmes, qui nous ont aidés et donné de vives lumières sur la connaissance des organes sexuels ; mais qui souvent ont raisonné faux, quand ils ont eu besoin de le faire pour se donner la réputation de grands génies, d'habiles novateurs, et pour obtenir le sceptre de l'éloquence et de l'histoire naturelle. Nous avons encore, pour nous corroborer, cet épouvantable dilemme contre lequel viennent expirer les systèmes de la génération qui n'ont pas pour fondement l'existence des germes.

Si la génération ne se fait pas par germes,

il n'y a pas de reproduction ; car, d'un côté, l'inexistence des animalcules spermatiques est démontrée ; de l'autre, les molécules organiques vivantes sont absurdes de toutes manières, par les raisons que nous avons signalées plus haut ; enfin jusqu'à ce moment, on n'a pu découvrir d'autres voies de propagation : donc, puisqu'il y a une succession d'êtres, la génération se fait par germes ; cela est conforme à la nature des choses, c'est ce que nous allons prouver. Pour ne rien omettre, et classer nos nombreuses matières, commençons par donner une description exacte et anatomique des parties génitales de l'homme et de la femme.

Des vaisseaux séminifères d'une extrême ténuité sont répandus dans tout le corps de l'homme ; leur nombre en est incalculable ; ils portent constamment aux testicules ce qu'il y a de plus épuré dans nos humeurs.

Les testicules sont des organes glanduleux contenus dans le scrotum, leur nombre varie ; pour l'ordinaire ils sont au nombre de deux, quelques-uns n'en ont qu'un ; il s'en est trouvé qui en avaient trois, même quatre ;

mais il est prouvé que ces personnes ne sont
pas plus valeureuses que celles qui n'en ont
que deux , même un seul. Pour l'ordinaire,
elles sont impuissantes, parce que la matière
séminale , trop divisée , est mal élaborée et
perd sa force. Presque tous les enfants ont
les testicules cachés dans le ventre ou dans
les aînes, tout près des anneaux des muscles
obliques externes ; quelquefois dans les
anneaux mêmes, ce que l'on a pris pour une
hernie inguinale. De tous les enfants, il y
en a quelques-uns dont les testicules ne
descendent que fort tard , quelquefois
jamais ; on prendrait ces hommes pour des
eunuques , s'ils ne nous donnaient des
marques de virilité.

Chaque testicule a comme tout organe
destiné à filtrer quelques humeurs, un
vaisseau excrétoire nommé conduit défer-
rant : il serpente sur le bout du testicule
par où il sort ; il est fortement attaché aux
testicules par la tunique albuginée ; il
s'appelle pour lors épididîme , et ne prend
son nom que lorsqu'il quitte le testicule.
Ce vaisseau a dans son commencement une
cavité très-petite qui devient plus ample à

mesure qu'elle approche des vésicules séminaires. Les prostrates sont des corps glanduleux de la grosseur d'une chataigne, situés au-devant du cou de la vessie, derrière la symphyse pubienne entourant la première portion de l'urètre, dont les canaux excréteurs, au nombre de dix à douze, s'ouvrent dans la partie de l'urètre qui le traverse, y versent une humeur blanchâtre et visqueuse destinée à lubrifier l'intérieur de ce canal, et à servir de véhicule à la liqueur spermatique dans l'acte vénérien.

Vient ensuite le pénis, corps membraneux garni de veines, d'artères, et attaché au gland par un lien robuste. C'est un organe destiné à l'excrétion de l'urine et à l'éjaculation de la semence; il est composé de deux corps caverneux et du canal de l'urètre dont l'extrémité forme le gland; il est recouvert de téguments communs qui fournissent, pour recouvrir cette dernière partie, un prolongement connu sous le nom de prépuce.

L'urètre est un canal cylindrique qui commence au cou de la vessie; il est long de dix à douze pouces, reçoit les conduits éjaculateurs, a des communications avec les corps caverneux, et se termine par le gland. C'est dans ces petites cavités des corps caverneux que les artères et les nerfs portent des esprits qui s'y multipliant, font ensuite enfler ces parties, qui roidissent et endurcisssent tout le corps du membre viril : des muscles élèvent le pénis ; un continuel abord d'esprits le maintient en érection, et la semence n'est dardée avec force, que parce que de petits muscles pressent son conduit pour l'en faire sortir avec précipitation.

Il s'en suit donc, par la description sommaire que nous venons de donner des parties génitales de l'homme, que le résultat de la nutrition, la liqueur prolifique et stimulante est transportée par les vaisseaux séminifères dans les testicules ; qu'elle y est en dépôt jusqu'au moment où l'acte du coït la fait sortir pour répandre la fécondité dans les trompes de fallope, et jusqu'à ce que les vésicules séminaires en soient tellement remplies, que le membre viril n'a pas besoin d'être provoqué pour en faciliter la sortie ; car, d'elle-même, elle transmet au dehors , sans effort , l'excès de sa surabondance, et donne rarement lieu au priapisme sans affection morbide ou sans philtres désorganisateurs cantharidiens qui nouaient ou dénouaient l'aiguillette.

La semence n'est donc que le produit de la digestion, qui, ne pouvant plus développer les organes du corps arrivés à leur perfection, et qui n'en étant plus absorbée, se répand dans des réservoirs jusqu'au moment où elle est employée pour animer l'espèce humaine. Or, cette liqueur, quintessence et ce qu'il y a de plus parfait dans nos humeurs, étant la partie la plus délicate de nos aliments, ne contient ni animalcules spermatiques, ni molécules organiques, puisque les végétaux et les parties brutes des animaux qui nous servent d'aliments ne sont que des portioncules de matière. La génération ne se fait donc pas par d'autre voie que par celle des germes.

La connaissance que nous avons des parties génitales de l'homme va tout-à-l'heure nous faire comprendre facilement le prétendu mystère de la génération, quand nous aurons exposé les organes sexuels externes et internes de la femme , alors nous serons pénétrés intimement de l'existence des germes , mobile de toute génération animale et végétale , comme nous l'avons signalé plusieurs fois dans ce traité.

Depuis le pénil ou mont de Vénus, jusqu'auprès de l'anus , on aperçoit chez la femme une ouverture longitudinale qui se trouve entre la partie saillante de la génération : c'est là l'entrée du vagin qui est un canal vulvo-utérin, cylindroïque , de cinq à six pouces de long , situé dans l'intérieur du petit bassin , entre la vessie et le rectum ; il communique par une de ses extrémités avec la vulve, et par l'autre avec la matrice dont il embrasse le cou ; il est tapissé intérieurement d'une membrane muqueuse. Les prolongements du tissu cellulaire qui forment les bords de la vulve ont le nom de grandes et de petites lèvres ; les sillons ou les plis de la peau du vagin se nomment rides ; les vieilles filles ou celles qui ont prostitué leur pudicité, ont de longues rides ; les nymphes sont des replis de la peau qui forment les bords de la vulve : elles servent à diriger le cours des urines , et, dans l'accouchement ,

7

à la dilatation du vagin. Les caroncules myrtiformes sont de petites tubercules rougeâtres , de forme très-variable , en nombre indéterminé, situées vers l'orifice du vagin. L'hymen est un cercle membraneux qui borde l'orifice extrême du vagin , dans les vierges , surtout pendant la jeunesse et avant les règles; cette membrane se rompt pour l'ordinaire par la consommation du mariage , et s'efface par l'accouchement ; il n'en reste plus alors que des lambeaux irréguliers qui prennent le nom de caroncules myrtiformes. Des règles abondantes , des accidents particuliers , une imprudence ou quelques blessures peuvent altérer la membrane hymen. Enfin , on la trouve souvent effacée chez les filles d'un mois , ou qui viennent de naître , tandis qu'elle peut quelquefois rester intacte après la copulation. Souvent des filles incontinentes , qui , s'étant repenties , ont adopté une vie régulière , ont été regardées vierges , parce que , par des remèdes astringents , des pommades myrtiles , elles avaient rétréci l'orifice du vagin.

Je ne ferai point ici de digression sur la

circoncision ou la section d'un prépuce trop
long chez les hommes, et de l'ablation de
la grande extension des nymphes chez les
filles d'Arabie, de Perse et d'Afrique, pour
faciliter la consommation du coït ; sur
l'infibulation qui a lieu chez les garçons,
en tirant le prépuce en avant et en
l'enchaînant d'un anneau ; chez le sexe, par
une couture amiantée, incorruptible, des
parties externes de la génération, ou par
un acier et une serrure dont le mari seul
a la clé, œuvres bannies des sociétés
modernes intellectuelles occidentales ; ni
de la castration, amputation d'un ou des
testicules, même des parties viriles exté-
rieures, qui sont le lot des peuples barbares,
sans culture, abrutis par le servage,
l'ilotisme, la dépravation, l'égoïsme, et les
fruits mal dirigés d'un goût incommensurable des études philarmoniques, qui,
dépouillées de cette cruauté, et remontant
à leur source pure et limpide, inspirent,
par les tendres accents d'Apollon, de suaves
mélodies lyriques.

Ces détails ne doivent point enrichir nos
dissertations anatomiques et de topographie :

reprenons donc notre scapel, et quittons l'épisode.

Le clitoris est situé à la partie supérieure de la vulve; dans l'action de l'amour, il se remplit d'esprits, et se roidit comme le pénis : aussi en a-t-il les parties toutes semblables. On peut voir ses tuyaux, ses nerfs, ses muscles; il ne lui manque ni gland, ni prépuce; s'il était troué par le bout, on dirait qu'il est tout semblable au membre viril. Le clitoris et les caroncules corrigent l'air froid qui pourrait incommoder la matrice : quelquefois le clitoris a assez de longueur pour en imposer au peuple, et faire croire aux hermaphrodites.

L'urètre n'a qu'un pouce de long chez la femme, mais il est plus large, plus dilatable, et très-adhérent au vagin; il sert à l'évacuation de l'urine.

Les parties internes et génitales de la femme sont la matrice, située dans la cavité pelvienne, entre la vessie et le rectum; elle est formée d'une membrane extérieure ou séreuse qui appartient au péritoine, d'une membrane interne ou muqueuse, et d'un tissu propre, intermédiaire, qui pendant la gestation, présente beaucoup d'analogie avec le tissu musculaire. Elle est fixée aux parois latérales du bassin, par deux replis lâches du péritoine nommés ligaments larges de la matrice, qu'on appelait autrefois ailes de chauves-souris : ses mouvements sont aussi bornés par deux faisceaux de fibres longitudinaires, nommés ligaments ronds, qui naissent des parties latérales de la matrice, et viennent se terminer en s'épanouissant au-devant de l'anneau inguinal qu'ils traversent. On distingue à la matrice un corps et un col. Le corps présente sur ses parties latérales les trompes utérines et les ovaires. Le col de l'utérus proémine dans le vagin, et son extrémité est communément appelée museau de tanche, à cause de l'ouverture transversale qu'elle présente et de la forme de ses rebords.

Les trompes utérines sont des conduits longs de quatre ou cinq pouces, naissant des angles supérieurs de la matrice, qui flottent par leur autre extrémité dans la cavité abdominale.

Le pavillon de la trompe de la matrice est l'extrémité de cette trompe qui se termine

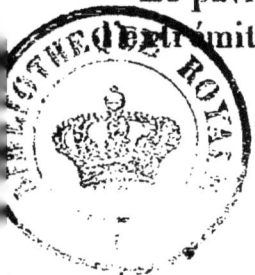

par une expansion membraneuse frangée et comme découpée.

Dioclès appelait les trompes les cornes de la matrice, à cause de leur ressemblance aux cornes des bêtes.

Les anciens nommaient les ovaires des femmes des testicules : ce sont deux corps blanchâtres ovales, un peu aplatis, du volume d'un petit œuf de pigeon, situés sur les côtés de la matrice, à l'extrémité des trompes de Fallope, dans l'épaisseur de l'aileron postérieur des ligaments larges, composés d'un tissu spongieux très-serré et de plusieurs petites vésicules, remplies d'une liqueur claire, lymphatique : la plus grande partie des physiologistes ont reconnu que les ovaires contenaient une liqueur séminale ; d'autres, qu'il s'y formait des œufs : nous, nous signalons démonstrativement une liqueur prolifique dans laquelle nagent un ou plusieurs germes qui, par la fécondation, deviennent des embryons.

Les ovaires d'une femme enceinte sont plus pleins de semence que ceux d'une fille ; la liqueur a assez de rapport avec celle du blanc d'œuf.

Des artères et des nerfs entrent avec artifice dans les ovaires divisés en mille petits conduits, et y filtrent leur humeur séminale dans sa cavité.

Les vaisseaux spermatiques qui coulent en abondance dans le ligament large, outre les ovaires et les trompes, ont deux ou trois troncs qui touchent les trompes, comme si l'humeur séminale venant des ovaires par des vaisseaux capillaires, était portée par plusieurs troncs pour être communiquée aux trompes de Fallope.

Les trompes ont des rapports aux vésicules séminaires des hommes ; car elles conservent la semence des femmes. Du côté de la matrice, elles sont grêles, dures et blanches ; puis elles deviennent plus rouges et plus larges à mesure qu'elles s'en éloignent. Ces conduits utérins sont plus pressés en quelques lieux qu'en d'autres, si bien que chacun forme trois ou quatre petites cellules qui pourraient bien servir pour quelque temps aux embryons.

Les trompes ou conduits éjaculatoires sont remplies dans les femmes enceintes d'une matière qui ressemble à du petit-lait.

Dans les femmes lascives, lorsque les trompes
sont pleines de semence , cette semence
déborde par la frange , et occasionne les
accidents hystériques , les fureurs utérines ,
la nymphomanie , le satyriasis.

Les vaisseaux descendant des parties
supérieures se divisent en deux rameaux :
l'un de ces rameaux va aux ovaires et aux
trompes , l'autre à la matrice. Le premier
est composé comme celui-ci d'artères , de
veines , de nerfs et de vaisseaux lymphatiques. L'artère et le nerf portent aux ovaires
la matière à faire la semence ; la veine et le
vaisseau lymphatique rapportent en haut
le résidu des liqueurs que le testicule et les
trompes n'ont pas trouvé propre pour
nourrir leur substance et pour servir à leur
usage ; si bien que cette matière infectée
pour ainsi dire d'une vapeur subtile et
séminaire des ovaires et des trompes ,
remontant en haut , se mêle parmi le sang
ou dans la veine cave descendante , ou dans
l'une des émulgantes , pour communiquer
de côté et d'autre , à la masse du sang ,
les esprits fermentants qui ont été puisés
dans les ovaires et les trompes.

Cette matière séminaire et fermentante,
qui se mêle tous les jours peu-à-peu parmi
le sang, étant portée, dans le corps, par le
mouvement du cœur et des artères, dispose
le sang à la fermentation, jusqu'à ce qu'une
suffisante quantité de vapeurs spermatiques
y étant mêlée, l'ébullition soit parfaite et
accomplie ; de sorte que le sang puisse sortir
des vaisseaux, distribués dans la cavité de
la matrice. Le sang qui bouillonne se fait
donc des ouvertures par les extrémités des
vaisseaux de la matrice ; après que le
sang le plus fermenté et le moins pur s'est
épanché, celui qui reste demeure en repos
jusqu'à ce que, dans un mois environ, il y ait
encore une nouvelle matière qui le trouble et
le fasse sortir, sans nécessité d'influence stel-
laire, cet écoulement cessant à l'âge de retour.

Quand une femme se porte bien, la
fermentation s'achève promptement, et
l'évacuation de ses règles se termine dans
trois ou quatre jours ; mais si le sang est
plein de crudité, son épanchement est
long et se fait avec douleur.

Les écoulements périodiques sont provo-
qués par des emménagogues, une alimentation

incendiaire , des excès de copulation : une
hémorragie ou flux de sang copieux peut
même survenir ; mais la diète , un choix
d'aliments calmants , un régime austère
en opposition avec le principe aberrent,
ramènent le calme dans la matrice. La vie
active modère l'abondance des règles.

De cette vue anatomique et succinte des
parties génitales des deux sexes , nous
devons donc conclure que la liqueur
séminale est stimulante et fermentante dans
les deux sexes , puisque , sitôt le développement à-peu-près consommé, la liqueur
séminale remplissant les ovaires , renvoie
son superflu dans la masse du sang , et
en lui communiquant ses qualités fermentantes , occasionne une espèce de fièvre
dans tout le corps de la femme , quand il
est en quantité suffisante pour produire
une irruption ou flux de règles. La semence
de l'homme est également fermentante ,
puisque c'est par cette puissante qualité
qu'elle stimule activement la semence de la
femme, dans laquelle nage un germe. Nous
allons y revenir tout-à-l'heure. Le sang des
règles a donc pour but de donner preuve

de la fécondité ; en humectant mensuel-
lement la matrice, il la rend plus facile à
aspirer la semence du mâle, soit par les
lacunes, soit par son orifice ; car il l'empêche
de se dessécher, et la tient dans un état de
souplesse nécessaire pour contenir le fœtus,
qui est si faible et si délicat : cela est
tellement vrai, que sitôt le fœtus dans la
matrice, les règles cessent, parce que le
fœtus lui-même enveloppé d'une sphère
d'humidité, et de membranes pénétrées de
liqueurs, n'a pas besoin d'autres irrigations ;
il reçoit d'ailleurs suffisamment de liqueurs
substancielles et stimulantes par les trompes
de Fallope. Effectivement, les ovaires ne
permettent plus à leur semence spiritueuse
de se répandre dans la masse du sang pour
produire des règles ; la liqueur séminale des
ovaires est portée continuellement dans la
matrice, soit par le tissu spongieux, soit par
les canaux éjaculatoires, pour transmettre
le développement au fœtus, puisque la nourriture n'a pour résultat que de donner
expansion ou de procurer la conservation.
Aussitôt la sortie du fœtus de la matrice,
les ovaires ne stillent plus de liqueurs sur

les trompes, que par des mamelons arrivés
à maturité ; la liqueur séminale est portée
aux mamelles , qui la filtrent et la convertissent en lait , ou dans le torrent de la
circulation, pour occasionner de nouveau les
menstrues et une perte qui accompagne le
fœtus à sa sortie. Le sang des règles ne
nourrit donc point le fœtus ; elles sont
supprimées pendant tout le temps que la
femme porte son fruit , et ne sont point
la cause des fausses couches : nous nous
occuperons de cet article dans le chapitre
suivant. Avant de voir comment s'opère la
conception , examinons le sentiment de
quelques naturalistes sur les ovaires , et
surtout celui de M. de Buffon , notre
principal antagoniste.

Les anatomistes modernes ont changé
le nom de testicules en ovaires : outre
les liqueurs séminales contenues dans les
ovaires , il existe des germes dans les
mamelons arrivés , avec la liqueur de la
femme qui en est le véhicule , au point
requis pour recevoir le sperme du mâle.

Sténon paraît être le premier des anciens
qui ait reconnu l'existence des germes ou

des œufs dans les ovaires, en disséquant un chien de mer femelle. Harvey, Malpighi, pensent que l'homme et les animaux viennent d'un œuf. Graaf démontre que les testicules des femelles vivipares sont de vrais ovaires ; il s'en est assuré par de nombreuses expériences, où il a presque toujours trouvé l'œuf.

Vallisnieri prétend que les vésicules séminaires ne contiennent point d'œufs, mais seulement une lymphe, ou une liqueur qui doit servir à la génération ; que l'œuf est placé dans une autre partie de l'ovaire : c'est donc dans le mamelon qu'est contenu le germe et la liqueur dans sa perfection.

M. Duverney était partisan du système des œufs. M. Littre reconnut un fœtus bien formé dans une vésicule de l'ovaire.

M. Nuck trouva des fœtus parfaits dans les trompes.

MM. de Haller, Bonnet, Bourguet avouent l'existence des germes dans les ovaires. M. l'abbé Spallanzani, par les expériences les plus curieuses, a démontré jusqu'à l'évidence que la génération ne s'opérait que par des germes fécondés.

Par les observations que j'ai déjà faites, dit M. de Buffon, et par les découvertes de tous ceux qui ont travaillé avant moi sur cette matière, il est certain que la femelle a aussi bien que le mâle une liqueur séminale vraiment prolifique : je ne doutais pas que le réservoir de cette liqueur ne fût la cavité du corps glanduleux du testicule, où les anatomistes avaient voulu trouver l'œuf; je fis donc de nouvelles expériences ; en voici le résultat. En disséquant une chienne vivante en chaleur, on trouva aisément les testicules aux extrémités des cornes de la matrice ; ils étaient gros comme des avelines ; ayant examiné l'un de ces testicules, j'y trouvai un corps glanduleux, rouge, proéminant, gros comme un pois; ce corps glanduleux ressemblait parfaitement à un petit mamelon ; il y avait au-dehors de ce corps glanduleux une fente très-visible, qui était formée par deux lèvres, dont l'une avançait en dehors un peu plus que l'autre ; ayant entr'ouvert cette fente avec un stilet, nous en vîmes dégoutter de la liqueur séminale. L'autre testicule présentait un corps glanduleux dans son état d'accroissement ; mais ce corps n'était pas mûr ; il n'y avait point de fente à l'extérieur ; il était bien plus petit et bien moins rouge que le premier. L'ayant ouvert avec un scapel, je n'y trouvai aucune liqueur ; il y avait seulement une espèce de petit pli dans l'intérieur, que je jugeai être l'origine de la cavité qui doit contenir la liqueur : ( M. de Buffon, si vous n'aviez pas voulu être le créateur d'un système, vous auriez reconnu dans ce petit pli un germe naissant.) Ce second testicule avait quelques vésicules lymphatiques très-visibles à l'extérieur ; je perçai l'une de ces vésicules avec une lancette ; il en jaillit une liqueur claire et limpide, qui ne contenait rien de semblable à celle du corps glanduleux, c'était une matière claire : je m'assurai que cette liqueur était une lymphe qui se perfectionne dans le corps glanduleux. Les testicules sont contigus aux extrémités des cornes de la matrice ; ces cornes sont fort longues ; leur tunique extérieure enveloppe les testicules ; ils paraissent recouverts de cette membrane comme d'un capuchon.

Les corps glanduleux sont posés de façon

qu'ils versent aisément cette liqueur sur les cornes de la matrice ; je suis persuadé que tant que dure la chaleur des chiennes, il y a une stillation ou un dégouttement continuel de cette liqueur qui tombe du corps glanduleux dans les cornes de la matrice ; que cette stillation dure jusqu'à ce que le corps glanduleux ait épuisé les vésicules du testicule auxquelles il correspond ; alors il s'affaisse peu à peu, il s'efface, et ne laisse qu'une petite cicatrice rougeâtre qu'on voit à l'extérieur du testicule.

Ayant fait disséquer une jeune chienne qui n'avait point encore été en chaleur, je ne trouvai sur l'un des testicules qu'une petite protubérence solide que je reconnus aisément pour être l'origine d'un corps glanduleux qui commençait à pousser, et qui aurait pris son accroissement dans la suite ; l'autre testicule n'avait aucun indice de corps glanduleux : sa surface était lisse et unie ; on avait peine à y voir à l'extérieur les vésicules lymphatiques.

M. de Buffon confirme les expériences précédentes par la dissection de plusieurs portières de vaches qu'il s'était fait apporter.

Dans l'une de ces portières, il trouva sur l'un des testicules un corps glanduleux gros et rouge comme une bonne cerise; ce corps paraissait un peu mollasse à l'extrémité de son mamelon ; j'y distinguai très-aisément trois petits trous où il était facile d'introduire un crin; ayant un peu pressé ce corps avec les doigts, il en sortit de la liqueur : ce corps glanduleux était situé à l'une des extrémités des cornes de la matrice ; la liqueur qu'il préparait et qu'il rendait devait tomber dans cette corne. Ce corps glanduleux pénétrait fort avant dans le testicule : l'autre testicule de la même vache avait quatre cicatrices et trois corps glanduleux.

Dans une autre portière, je trouvai un testicule sur lequel il y avait un corps glanduleux gros comme une cerise et fort rouge; il était gonflé, et ne pouvait être à maturité. Je remarquai à son orifice un petit trou qui était l'orifice d'un canal rempli de liqueur; ce canal aboutissait à la cavité intérieure qui en était aussi remplie ; je pressai un peu le mamelon , il en sortit de la liqueur.

Ambroise Bertrandi , de Turin , reconnaît les corps glanduleux sur les ovaires.

8

Il croît donc sur les ovaires de toutes les
femelles des corps glanduleux, dans l'âge de
leur puberté, peu de temps avant qu'elles
entrent en chaleur : que, dans la femme, où
toutes les saisons sont à-peu-près égales à
cet égard, ces corps glanduleux paraissent
lorsque le sein commence à s'élever ; que
ces corps glanduleux, dont on peut com-
parer l'accroissement à celui des fruits
par la végétation, augmentent en effet en
grosseur et en couleur, jusqu'à leur parfaite maturité. Chaque corps glanduleux
est ordinairement isolé ; il se présente
d'abord comme un petit tubercule formant
une légère protubérance ; peu-à-peu il
soulève cette peau fine, enfin il la perce,
lorsqu'il parvient à maturité. Il est d'abord
d'un blanc jaunâtre, qui bientôt se change
en jaune foncé, ensuite en rouge rose,
enfin en rouge couleur de sang : ce corps
glanduleux contient, comme les fruits, sa
semence au-dedans ; mais au lieu d'une
graine solide, ce n'est qu'une liqueur. Dès
que le corps glanduleux est mûr, il s'entr'ouvre par son extrémité supérieure ; la
liqueur séminale contenue dans sa cavité

intérieure s'écoule par cette ouverture, tombe goutte à goutte dans les trompes de Fallope, bien différente de cette sécrétion muqueuse de la vulve, prise long-temps par les anciens pour le liquide prolifique.

Les ovaires des femelles sont donc en travail continuel, depuis la puberté jusqu'à l'âge de retour ou de stérilité.

On voit, d'après M. Ambroise Bertrandi, que quand ces corps glanduleux prennent une végétation trop forte, ils causent dans les parties sexuelles une ardeur si violente, qu'on l'appelle fureur utérine, satyriasis, nymphomanie : si quelque chose peut la calmer, c'est l'évacuation de cette liqueur surabondante, filtrée en quantité superflue par ces corps glanduleux devenus trop puissants. La continence produit dans ce cas les plus funestes effets ; car, si une évacuation n'est pas favorisée par l'usage du mâle et par la conception qui peut en résulter, tout le système sexuel tombe en irritation ; il arrive à un tel éréthisme que quelquefois la mort s'ensuit, souvent la démence.

On dirait, en lisant les expériences de M.

de Buffon, que nous sommes parfaitement d'accord; M. de Buffon dit : que les corps glanduleux des ovaires contiennent, comme les fruits, leur semence au-dedans, mais au lieu d'une graine solide, ce n'est qu'une liqueur. Nous voilà en trève tout-à-l'heure, car, M. de Buffon, la cicatricule dans l'œuf n'est aussi qu'un germe qui nage dans une liqueur plus étendue ; notre seul point différentiel consiste en ce que vous dites que le sperme est la graine, la semence, tandis que nous, nous ne reconnaissons la graine que dans une petite goutte de la semence, qui est une autre cicatricule, une autre tache blanche, ou le germe. Votre microscope vous était cependant fidèle ; il vous faisait voir des petits globules de toutes les formes, de toutes les grandeurs. C'était précisément une de ces petites boules, une de ces petites taches blanches nageant dans la semence qui était l'individu en abrégé, que vous n'avez pas reconnu, parce que vos projets réformateurs auraient été renversés dès leur naissance ; vous avez pourtant, M. de Buffon, fait un grand pas vers la vérité, vous avez démontré que les vésicules des

ovaires ne contenaient qu'une lymphe sémi-
nifère; que le mamelon était un fruit avec
sa graine. Pourquoi alors tomber dans des
idées abstraites, impossibles, ne pas former un concert unanime avec les naturalistes
cités et les épigénèses contemporains, qui
ont reconnu et reconnaissent l'existence
des germes? Il est donc vrai, puisque les
animalcules spermatiques et les molécules
organiques vivantes n'ont jamais existé, que
le germe soit dans la semence, autrement il
n'y aurait point une génération des êtres;
et que les ovaires moulent des germes, sans
nécessité d'emboîtement suivant le système
de l'évolution, mais par actualité de développement.

Il est donc vrai, comme le dit M. de Buffon,
que dès que le corps glanduleux est mûr,
il s'entr'ouvre par son extrémité supérieure;
la liqueur séminale contenue dans sa cavité
intérieure, s'écoule par cette ouverture,
tombe goutte à goutte dans les cornes de la
matrice; elle séjourne dans les trompes avec
son germe quelque temps, ensuite passe
dans la matrice, où les règles les entraînent
au-dehors. Quoique cela soit extrêmement

rare, un petit mamelon peut quelquefois contenir deux germes, comme cet œuf simple que M. VVolff a montré à l'académie de Pétersbourg, qui possédait deux embryons dans un seul blanc, et un jaune développé par six jours d'incubation.

Voyons maintenant comment s'opère la conception par le contact de deux individus homme et femme qui jouissent d'une bonne santé, et qui n'ont aucun vice dans les humeurs spermatiques, un repos absolu étant le cortége inséparable de l'indisposition et de l'invasion de la maladie.

L'homme en qualité de maître, domine sa femme dans l'acte de la génération, pour que le penis soit introduit de telle manière dans le vagin que la liqueur séminale qui y est épanchée par l'acte du coït, puisse, par la position de l'homme et de la femme, pénétrer dans les cavités de la matrice par son orifice; en sorte que, par l'irritation et les convulsions des parties sexuelles tant internes qu'externes, le col de la matrice qui était fermé, s'ouvre pour recevoir la semence du mâle. Les lacunes de Graaf ont aussi un mouvement d'aspiration; la liqueur

parcourt la matrice qui tressaille pour ainsi
dire d'allégresse à son approche ; les trompes
la reçoivent avec plaisir. Là, si le sperme de
l'homme y trouve un ou deux germes
florissants avec une semence nouvelle de
la femme, il s'opère une conception dans
l'une ou l'autre trompe, quelquefois dans
les deux ; mais si la liqueur de la femme
et le germe y ont séjourné quelque temps,
ils n'ont plus assez de fraîcheur et de prospérité pour les grands travaux de la nature,
il ne s'opère rien ; si les trompes ne contiennent aucun germe avec leur semence,
la liqueur séminale du mâle qui les pénètre,
les parcourt dans leur étendue, au moment
où le pavillon, par la copulation, embrasse
l'ovaire où est le mamelon à maturité, alors
la conception se fait dans les ovaires : quelquefois les trompes, dans l'acte de l'amour,
s'ouvrent, et laissent descendre dans la
matrice un germe qui est vivifié par le
sperme de l'homme, alors la conception
s'opère dans la matrice, mais c'est une
conception bien hasardée et bien exposée,
les règles pouvant facilement l'emporter
au-dehors ; la conception se fait souvent

dans le vagin , sans succès , la femme ayant
été plus prompte que l'homme dans l'orgasme vénérien , ses trompes et le col de
la matrice se seront ouverts , la liqueur de
la femme et son germe iront jusqu'au vagin,
n'étant point retenus par la liqueur prolifique de l'homme qui ne baigne le vagin que
quand la femme a terminé son action.

Si le conduit de la semence est très-large
dans le penis , qu'un homme soit excessivement tardif dans ses opérations amou-
reuses , il est très-possible que la liqueur
séminale de la femme et le germe arrivés au
vagin par la continuation du mouvement et
de l'action du penis , qui est dans un certain
état de phlegmasie , pénètrent par l'urètre
dans les testicules, et y produisent ces rares
embryons qui ont tellement étonné les
savants ; comme il est possible aussi que la
liqueur séminale du mâle , arrivant à un
mamelon de l'ovaire par la matrice et par les
trompes au moment de sa maturité , ou que
le germe qu'il contient soit resté dans la
route du mamelon au vésicule ; il pourrait
se faire , dis-je , que la liqueur fermentante
du mâle , pénétrant le mamelon embarrassé

dans le conduit des vésicules au corps
glanduleux, le germe fécondé serait obligé de
rebrousser chemin, et de rester dans l'ovaire,
ce qui donnerait naissance à ces embryons
qu'on a trouvés dans les ovaires des femelles :
ces cas sont extrêmement rares.

Il peut donc arriver une, deux ou trois
conceptions dans une trompe, autant dans
l'autre, mais ces événements se voient bien
peu.

Maintenant que nous savons les lieux où
la conception peut s'opérer, les signes qui
la caractérisent, tels que la volupté indicible,
le saisissement, l'horripilation, étant d'une
nature très-équivoque, faisons une description détaillée d'une conception dans une
trompe; suivons cette conception dans ses
périodes jusqu'à la délivrance. Parlons un
instant auparavant des ressemblances de
l'enfant au père ou à la mère, ou à tous les
deux ensemble. Il est certain, d'après ce que
nous avons exposé dans cet ouvrage, que les
aliments que nous prenons influent sur
notre tempérament, soit parce qu'étant
chargés de sels et de parties volatiles, ils
irritent, distendent davantage nos organes,

soit parce qu'étant doux, mucilagineux et antiphlogistiques, ils répandent un relâchement, une atonie dans notre système. Or, si les aliments ont tant de pouvoir sur nos corps, leurs parties les plus épurées qui s'identifient à notre physique par la nutrition conservent, quand elles sont employées à la fécondation, non-seulement la propriété de développer, mais encore communiquent au petit être qui est l'abrégé de nous-mêmes sous la forme d'un germe, l'analogue de leur saveur intrinsèque, puis une idée de leurs auteurs, leurs tempéraments, l'empreinte de leurs organes.

M. de Buffon dit avec vérité : le corps de l'animal, dans le germe ou dans le temps de la conception, contient certainement toutes les parties qui doivent le composer ; mais la position relative de ces parties doit être bien différente alors de ce qu'elle devient dans la suite ; il en est de même de toutes les parties de l'animal ou du végétal prises séparément. Qu'on observe seulement le développement d'une petite feuille naissante, on verra qu'elle est pliée des deux côtés de la nervure principale ; que ses parties latérales sont comme superposées ; que sa figure ne ressemble point du tout dans ce temps à ce qu'elle doit acquérir dans la suite. Lorsque l'on s'amuse à plier du papier pour former ensuite, au moyen d'un certain développement, des formes régulières et symétriques, comme des espèces de couronnes, de coffres, de bateaux, etc., on peut observer que les différentes plicatures que l'on fait au papier semblent n'avoir rien de commun avec la forme qui doit en résulter par le développement ; on voit seulement que ces plicatures s'opèrent dans un ordre toujours symétrique. Tout ce qui a immédiatement rapport à la position, manque à nos sciences mathématiques. Nous ne pouvons donc pas, lorsqu'on nous présente une forme développée, reconnaître ce qu'elle était avant son développement ; de même, lorsqu'on nous présente une forme enveloppée, c'est-à-dire une forme dont les parties sont repliées les unes sur les autres, nous ne pouvons pas juger de ce qu'elle doit produire par tel ou tel développement ; ainsi nous ne pouvons pas juger, par la vue de l'embryon, des effets que produiront sur lui le développement ; ce n'est que quand il sera développé, que nous pourrons reconnaître que la liqueur séminale du père et de la mère y a laissé un caractère ineffaçable.

Par la liqueur séminale, dit M. Bonnet, non-seulement le germe, soit mâle, soit femelle, dessiné originairement en petit, se développe, mais il reçoit encore de nouvelles modifications qui affectent son extérieur, son intérieur; les modifications ont un rapport marqué avec l'individu qui dans l'acte de la génération répand la liqueur séminale : tel est le moyen qui modifie le germe. Le tempérament de la mère, ses inclinations, ses passions, les aliments dont elle se nourrit, l'éducation qu'elle a reçue, son genre de vie, le climat qu'elle habite peuvent aussi modifier plus ou moins l'embryon : telles sont les sources où l'on doit puiser les raisons de la ressemblance des enfants au père, à la mère, de l'air de famille, et encore de l'air national.

Vraiment, M. de Buffon, si vous aviez

apprécié les raisons de ressemblance comme
nous les avons exposées, vous n'auriez
pas bâti l'inutile édifice des molécules
organiques, et vous n'auriez pas dit
que la plus forte objection contre les
germes, c'étaient les causes de la ressemblance, puisqu'en laissant aux germes
qu'on aperçoit dans les liqueurs des
femelles, auxquels on donne le nom
d'animalcules spermatiques ou de molécules
vivantes, le soin de la génération, on peut
alors expliquer d'une manière péremptoire
les motifs de la ressemblance.

Passons maintenant à la quantité de
liqueur du mâle nécessaire à la fécondation.
Rappelons-nous la petitesse du germe ou
de la petite tache qui est dans la semence
de la femme : nous verrons qu'il ne faut
peut-être pas la vingtième partie d'une émission ordinaire, puisqu'un coq, par l'odeur
vireuse de la semence, féconde un grand
nombre d'œufs, et que M. l'abbé Spallanzani, par nombre d'expériences des plus
intéressantes, a vu qu'en arrosant de sperme
mâle le tiers d'un œuf de grenouille, il
se développait aussi bien que celui qui

avait été arrosé en entier. Nous devons
donc conclure qu'une très-petite quantité
de la liqueur de l'homme suffit pour animer
un germe que nous supposons placé dans
une des trompes, puisqu'il reste toujours
dans le vagin et dans la matrice une grande
quantité de semence qui les humecte ;
qu'il peut encore s'en introduire dans
l'autre trompe, de manière qu'il arrive
très-souvent qu'une goutte de semence rend
fécond un germe, *aura seminalis*.

La conception s'opère donc plus facilement,
immédiatement avant ou après les règles,
parce que la matrice et tous les passages
sont plus souples et consomment moins de
sperme : la conception peut aussi se faire
dans le temps des règles, parce que la
liqueur séminale quoiqu'imprégnée d'un
autre liquide, à-peu-près en même quantité,
ne perd point de ses qualités, mais se
charge de certaines parties grossières, afin
de les porter au fœtus : ce qui rend
dangereux pour les enfants la conception
dans le temps des menstrues, et ce qui
est la cause, si le sang des règles est
saturé de mauvaises humeurs, de dartres,

d'érysipèles, de difformités chez les enfants ou d'altération dans leur tempérament.

La liqueur séminale de l'homme portée par l'acte vénérien dans l'une des trompes, y rencontre le germe nageant dans la liqueur de la femme : aussitôt elle le pénètre, le stimule, imprime au cœur la vie, aux muscles le mouvement de systole et de diastole.

M. de Buffon, dans son Traité sur la Génération, démontre que les molécules organiques vivantes forment l'homme, en raison de ce qu'il les regarde spirituelles et matérielles tout ensemble, pour secouer le joug de la divinité. Il veut que les molécules, causes efficientes de la conception, produisent non-seulement le physique, mais encore l'âme de l'homme. Aussi il ne dit pas qu'après la réunion des molécules organiques, Dieu envoie une substance immatérielle à l'homme ; autrement, ce serait une absurdité, puisque les molécules organiques appartiennent à la matière et à l'esprit, qu'elles sont d'ailleurs indestructibles, que le monde, qui est matériel et spirituel, est éternel: voilà où il en veut venir. Il dit plus loin, dans son Histoire de l'Homme, qu'il regarde notre âme comme un organe sensuel : « Rarement faisons-nous usage de ce sens intérieur, qui nous réduit à nos vraies dimensions. »

Pour nous, qui savons discerner ce qui est matériel de ce qui tient à la pensée; qui sommes pénétrés de la notoriété des faits historiques, de la certitude morale des monuments, et du témoignage des hommes, nous pensons qu'aussitôt que la fermentation produite par le mélange des deux spermes, a activé le germe, au même instant, le grand architecte de l'univers crée une âme à son image et à sa ressemblance, qu'il unit à l'embryon par un lien mystérieux et impénétrable; le prodige de la création, de ce souffle immortel qui nous divinise, ne me paraît pas plus étonnant que les miracles sans nombre que nous présente le riche tableau de la nature, au-dessus, mais non point contraires à notre intelligence limitée : en voici assez à ce sujet pour un épigénèse qui doit s'occuper uniquement des choses qui concernent la génération.

Le germe développé, l'embryon formé

est un petit individu de l'un ou de l'autre
sexe, composé de corps et d'un principe
inétendu et actif. La fermentation des
liqueurs s'est effectuée : par la fermentation,
il s'est fait une décomposition ; la partie la
plus spiritueuse des liqueurs est employéé
à développer le germe ; la partie la plus
grossière et la plus visqueuse, forme les
enveloppes du fœtus. Ici ce n'est point,
comme dans le système des molécules
organiques, par le contrebalancement, mais
c'est par une nécessité impérieuse ; le
germe, qui nage dans les deux liqueurs,
pompe, attire à lui la quintessence des
liqueurs pour se les approprier ; les autres
parties, privées de leur élément spiritueux
et humide, composées de parties visqueuses
et brutes, se collent les unes les autres, se
dessèchent, parce que le fœtus, placé au
centre, aspire continuellement ; le rapprochement intime, la substance mucilagineuse
de ces mêmes parties forment une peau
ronde, à cause de la chaleur et de la figure
du fœtus, qui dilatent l'air et constituent le
placenta. Le fœtus communique à ses enveloppes la faculté d'absorber, de manière

que continuellement la boule qui contient l'embryon, pompe la liqueur séminale de la femme, pour donner un accroissement rapide au fœtus. Ce n'est que le quatorzième jour qu'on distingue l'embryon. La boule animée ne s'enfle guère d'abord, parce qu'elle ne reçoit presque point d'humeur qui puisse abondamment se communiquer au petit projet qui s'y forme. Aussi la semence, toujours copieuse dans les ovaires, continue de se répandre dans la masse du sang ; les règles coulent comme de coutume.

Pendant les premiers jours que la boule animée contient peu d'espace dans les trompes, il peut se former une seconde conception ; si la boule a un certain développement, une seconde génération est impossible, à moins qu'elle ne s'opère dans l'autre trompe ; mais, lorsque le fœtus est descendu dans la matrice, il ne peut plus se faire aucune conception ; les règles cessent, parce que le fœtus devient un grand consommateur, et que les ouvertures pratiquées aux mamelons des ovaires ne cessent de stiller la liqueur séminale. A cette

époque , d'autres mamelons ne se développent plus jusqu'à la délivrance , parce
que tout le sperme est employé à nourrir
l'embryon. Vers le trentième ou le qua-
rantième jour , l'enfant qui est enfermé
dans la boule , croît de telle sorte , qu'il
presse fortement le lieu où il est. Les
trompes se remplissent de semence ; le fœtus descend dans la matrice. Ici commence
la vie végétative de la matrice ; la liqueur
qui coule des vaisseaux éjaculatoires ,
l'irrite, la pénètre , la développe en même
temps que le fœtus , en proportion de
son accroissement.

Comme M. de Buffon s'exprime avec
beaucoup de vérité et d'éloquence sur les
opérations du fœtus dans la matrice, suivons-
le mot à mot dans cette belle description.

« Pour mieux entendre , dit-il , le mécanisme des fonctions du fœtus , il faut
expliquer un peu plus en détail ce qui a
rapport à ses parties accessoires , qui sont
le cordon , les enveloppes , la liqueur qu'elles
contiennent , enfin le placenta. Le cordon ,
qui est attaché au corps du fœtus à l'endroit
du nombril , est composé de deux artères

et d'une veine qui prolonge le cours de la circulatiou du sang : la veine est plus grosse que les artères. A l'extrémité de ce cordon, chacun de ces vaisseaux se divise en une infinité de ramifications qui s'étendent entre deux membranes , qui s'écartent également du tronc commun , de sorte que le composé de ces ramifications est plat et arrondi : on l'appelle placenta , parce qu'il ressemble en quelque façon à un gâteau ; la partie du centre en est plus épaisse que celle des bords ; l'épaisseur moyenne est d'environ un pouce : le diamètre de huit ou neuf pouces , quelquefois davantage ; la face extérieure qui est appliquée contre la matrice , est convexe ; la face intérieure est concave ; le sang du fœtus circule dans le cordon et dans le placenta ; les deux parties du cordon sortent de deux grosses artères du fœtus, et en reçoivent du sang qu'elles portent dans les ramifications artérielles du placenta , au sortir desquelles il passe dans les ramifications veineuses qui le rapportent dans la veine ombilicale : cette veine communique avec une veine du fœtus dans laquelle elle verse.

» La face concave du placenta est revêtue par le chorion ; l'autre face est aussi recouverte par une sorte de membrane molle, facile à déchirer, qui semble être une continuation du chorion et de l'amnios. La forme du tout est globuleuse, parce que les intervalles qui se trouvent entre les enveloppes et le fœtus sont remplies par une liqueur transparente qui environne le fœtus. Cette liqueur est contenue par l'amnios qui est la membrane intérieure de l'enveloppe commune.

» Cette membrane est mince et transparente ; elle se replie sur le cordon ombilical à l'endroit de son insertion dans le placenta, et le revêt dans toute sa longueur jusqu'au nombril du fœtus. Le chorion est la membrane extérieure : elle est épaisse et spongieuse, parsemée de vaisseaux sanguins et composée de plusieurs lames dont on croit que l'extérieur tapisse la face convexe du placenta ; elle en suit les inégalités ; elle s'élève pour recouvrir les petits mamelons qui sortent du placenta et sont reçus dans les cavités qui se trouvent dans le fond de la matrice, que l'on appelle lacunes ; le fœtus ne tient à la matrice que par cette seule insertion de quelques points de son enveloppe extérieure, dans les petites cavités ou sinuosités de ce viscère.

» Quelques anatomistes ont cru que le fœtus humain avait une membrane allantoïde pour recevoir l'urine comme l'ouraque dans les animaux ; il y a seulement une sorte de ligament qui tient d'un bout à la face extérieure du fond de la vessie, de l'autre au nombril ; mais il devient si délié en entrant dans le cordon, qu'il y est réduit à rien. Pour l'ordinaire, ce ligament n'est pas creux ; on ne voit point d'ouverture qui y réponde dans le fond de la vessie.

» Le poumon du fœtus étant sans aucun mouvement, il n'entre dans ce viscère qu'autant de sang qu'il en faut pour le nourrir et le faire croître ; il y a une autre voie ouverte pour le cours de la circulation ; le sang qui est dans l'oreillette droite du cœur, au lieu de passer par l'artère pulmonaire et de revenir après avoir parcouru le poumon dans l'oreille gauche, par la veine pulmonaire, passe immédiatement de l'oreille droite du cœur , dans la gauche , par une ouverture nommée le trou ovale qui est dans la cloison du cœur entre les deux oreillettes : il entre ensuite dans l'aorte, qui le distribue dans toutes les parties du corps par ses ramifications artérielles , au sortir desquelles les rami- fications veineuses le reçoivent et le rapportent au cœur , en se réunissant toutes dans la veine cave qui aboutit à l'oreillette droite du cœur.

» Les vaisseaux de la matrice ne commu- niquent point le sang de la mère , puisqu'on a injecté les artères du cordon , et que la liqueur est revenue en entier par les veines.

» La liqueur spermatique entre donc dans les veines du placenta , comme le chyle entre dans la veine sous-clavière; peut-être le placenta fait-il en grande partie l'office de poumon pour la sangnification. Le placenta tire donc le premier sa nourri- ture du sperme qui est dans la matrice, convertit ce lait en sang , et le porte au fœtus par des veines.

» Le fœtus n'a rien de commun avec la mère , ses fonctions en sont indépendantes;

la seule chose qu'il tire de sa mère est une lymphe nourricière que filtre la matrice. Si cette lymphe est altérée, si elle est infectée du virus vénérien, l'enfant devient malade de la même maladie; mais l'imagination de la mère ne peut en rien influer sur le fœtus : on peut faire cette question à une mère crédule avant la naissance de son enfant : Quelles ont été les envies qu'elle n'a pu satisfaire, et quelles seront, par conséquent, les marques que son enfant portera ? Jamais d'accomplissement dans ses augures et ses aruspices.

» La durée ordinaire de la grossesse est de neuf mois, ou de deux cent soixante-quatorze jours. »

Comme nous différons actuellement de manière de voir, avec M. de Buffon, nous allons suivre le fil de nos idées, pour la délivrance.

Quand le fœtus, le placenta, la matrice sont arrivés au terme de leur développement, toutes les parties sont tellement distendues, qu'elles sont dans un état complet d'irritation; la matière prolifique qui coule des trompes, essentiellement stimulante , est repoussée par la matrice et le placenta , qui ne peuvent plus la contenir ni se l'incorporer ; cette liqueur fermentante remonte dans les trompes , saisies du même érétisme ; l'irritation de la matrice et de ce qui y tient est à son comble ; les ovaires refusent de stiller leur lymphe nourricière ; une partie en est portée aux mamelles, qui la convertissent en lait ; une autre partie circule dans la masse du sang , et occasionne une forte fermentation nécessitant les règles : d'un côté , le sang veut couler par les vaisseaux de la matrice ; de l'autre , ces mêmes vais-seaux sont comprimés par le fœtus ; la nevrose devient extrême ; la matrice , le placenta , le fœtus sont dans un état crisia-tique et d'exaspération ; le fœtus, qui n'était pas un fardeau pesant à la matrice , la gêne, la fatigue , l'accable , actuellement qu'elle est dans une phlegmasie complète , cause ordinaire du météorisme : elle veut com-primer, resserrer son fruit , mais la douleur que cette pression produit au fœtus , est cause que celui-ci s'agite , fait de violents efforts , cherche à quitter un lieu de souffrance inhabitable, veut s'ouvrir un passage, et dirige tous ses coups vers le col de la matrice, devenue la partie la plus mince par le développement de son organe : l'orifice s'ouvre alors ; le poids du fœtus, tourné de ce côté, permet aux vaisseaux sanguins comprimés de s'ouvrir : le sang coule ; des eaux provenant du déchirement de l'amnios et du chorion, dont une partie reste quelquefois sur la tête de l'enfant ( c'est naître coiffé ), inondent, humectent l'orifice de la matrice, l'adoucissent, lui permettent de s'étendre, et facilitent la sortie du fœtus.

Quoique Rémus et Romulus furent allaités par une louve, Télèphe par une biche, Pélias par une jument, Egisthe par une chèvre, nous engageons les véritables mères, d'une bonne constitution, à être mères tout entières, à ne point confier leurs tendres fruits, comme le furent Néron et Caligula, à des nourrices voluptueuses, ou qui se sont consacrées à Bacchus, mais à nourrir elles-mêmes leurs enfants déjà acclimatés au lait maternel, qui deviendraient ainsi plus forts et plus robustes.

Il y a des accouchements tardifs, qui ne s'opèrent que le dixième, le onzième ou le douzième mois ; cela a lieu parce que la liqueur séminale de la femme n'est pas assez spiritueuse à cause de son tempérament lymphatique, ou d'un vice dans le sang, ou bien de la liqueur séminale du mâle qui était ou dépravée ou de qualité peu volatile : les enveloppes ont été mal conformées et peu disposées ainsi que le fœtus à l'intussusception ; le fœtus ne se développe alors que lentement, et la femme, pendant sa grossesse, est assiégée de mille infirmités. Au contraire, si les liqueurs des deux sexes abondent en parties volatiles, ou que l'une d'elles est infectée du virus syphilitique, le fœtus se développe promptement, et l'enfant vient avant le terme ordinaire, souvent bien portant, quand sa venue précoce dépand seulement de la vivacité de la liqueur prolifique. Les jeunes personnes sont plus exposées à cette sorte d'accouchement que celles d'un âge plus avancé.

Un accouchement peut quelquefois avoir lieu dès les premiers mois, et obtenir sa funeste précocité de l'emploi imprudent des emmenagogues, des drastiques, des saignées locales, des pédiluves, d'un vif chagrin, d'une frayeur soudaine, d'un ébranlement dans la charpente humaine, ainsi que des lois infanticides de la prêtresse de Formose, et des conseils peu philantropiques d'Aristote pour corriger la surabondance de population.

Maintenant il ne reste plus qu'une difficulté à résoudre, c'est de savoir pourquoi les règles contribuent à la sortie du fœtus humain, tandis que, chez les animaux, le fœtus sort sans règles. Il est facile de résoudre la question, quand on considère que les animaux prennent des aliments moins substanciels; secondement, que leurs mamelles plus nombreuses que celles de la femme fournissent une bien plus grande quantité de lait, et que la femme ne porte le plus souvent qu'un ou deux enfants, tandis que les femelles des animaux ont six ou huit petits à nourrir.

Les femelles vivipares sont donc destinées à nourrir un grand nombre de petits, et organisées de manière à avoir beaucoup de lait en raison de leurs mamelles, conformées de manière à absorber considérablement, tandis que leur nourriture est peu substancielle ; il suit de leur régime et de leur destination que, n'ayant que de la liqueur prolifique nécessaire pour nourrir les fœtus dans la matrice, ou pour les allaiter quand ils ont pris le jour, elles ne peuvent pas avoir d'écoulement périodique, ayant un tempérament bien différent de celui de la femme, et ne sont point exposées à des accouchements reculés ou prématurés, puisque leur tempérament est uniforme, leurs humeurs pures, sans vice ; leurs accouchements ne sont point suivis de perte de sang, parce qu'elles ne sont point sujettes aux menstrues, et elles n'ont point besoin de menstrues pour faciliter leur délivrance, parce que la matrice des animaux se prête plus facilement à la sortie de leur fruit.

La matrice est tellement distendue dans une femme prête d'accoucher, qu'on dirait qu'il n'existe plus d'orifice.

☀

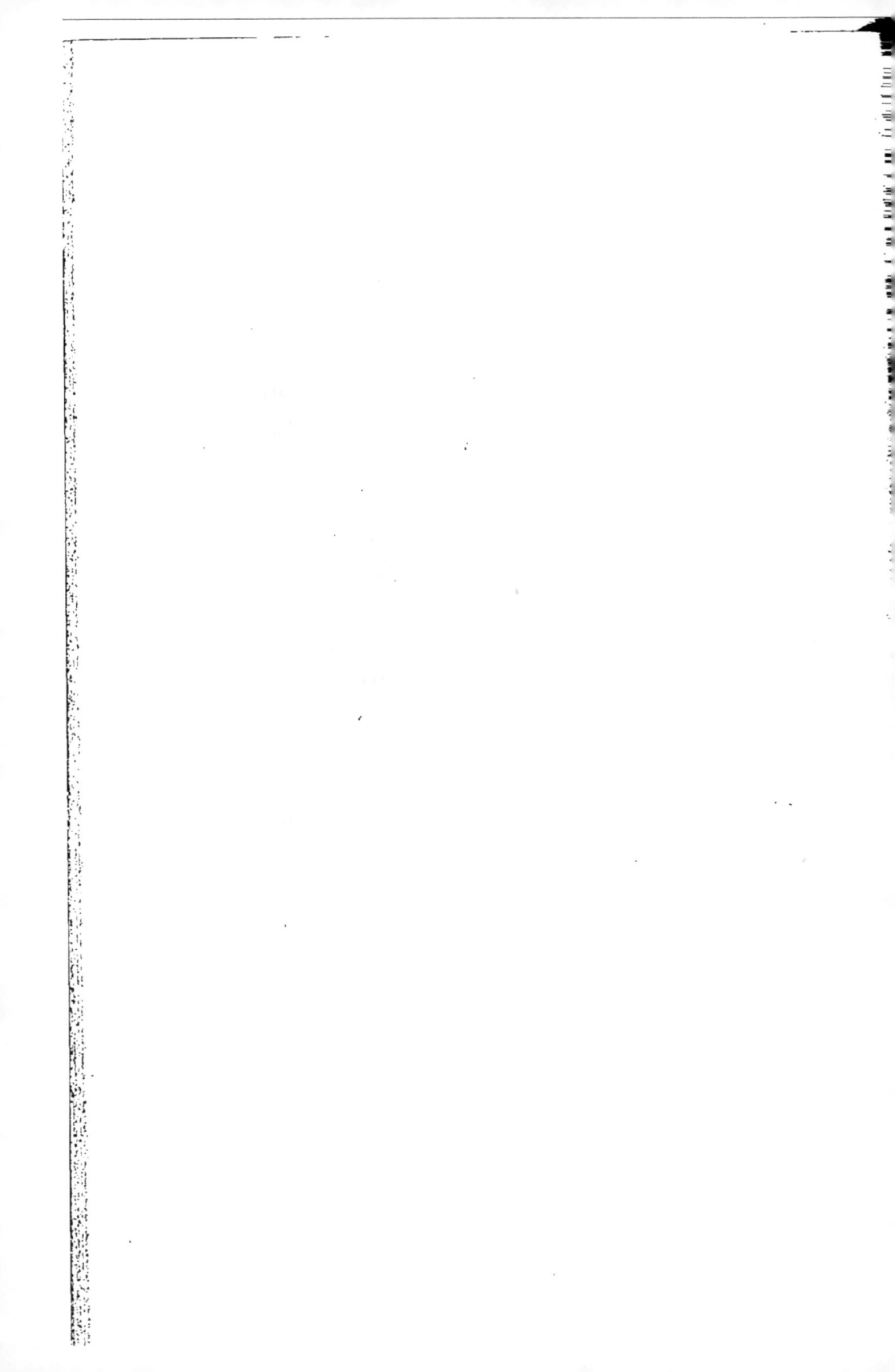

# CHAPITRE CINQUIÈME.

Solutions de questions curieuses et relatives à l'épuisement,
à la stérilité , à l'art de faire des garçons ou des filles , aux
môles, aux superfétations , aux monstres , aux hermaphrodites ,
aux albinos , aux variétés de couleur de l'espèce humaine ,
enfin au résultat d'alliance avec certains animaux tels qu'un
orang-outang , etc.

Tant que le corps n'est pas arrivé à son
complet développement , il a besoin de sa
liqueur spermatique ; et le jeune homme ,
qui devance l'époque marquée par la nature
pour se livrer aux insatiables et meurtrières
pollutions , ou aux exercices de l'amour avec
les femmes, fait languir sa substance physique,
l'empêche même d'arriver à sa perfection.
Ses membres n'ont plus la même force, ni
la même souplesse, une maigreur générale

le dévore, souvent se change en consomp-
tion ; la barbe, pronostic de la vigueur et
de la force, ne donne point une teinte
mâle à son visage ; les cheveux qui couvraient
sa tête comme une forêt, tombent, laissent
des vides et démontrent une alopécie pré-
maturée ; chute pileuse qui provient aussi
de l'extrême finesse des tubes capillaires
implantés au derme par des bulbes ou
oignons qui peuvent se dessécher avec la
boîte osseuse ; les veilles, les grandes conceptions accélèrent une chauveté, souvent
constitutionnelle. Tout s'étiole, tout languit
dans ce jeune corps si précocement épuisé ;
les opérations intellectuelles n'ont plus
d'énergie ; dès l'âge tendre, l'adolescent
est arrivé au terme éloigné de la caducité,
avec les incommodités, les infirmités et les
langueurs de la décrépitude. Des fantômes
d'hommes, des squelettes ambulants et
hideux, victimes de leurs excès sur eux-
mêmes ou avec le sexe, se précipitent dans
le tombeau à l'aurore de leurs jours ; ils
ne vivent que l'espace d'un matin, et avec
quelle douleur lancinante, quelle cohorte
de misères, de dégoûts, de chagrins cuisants,

incisifs et amers, au milieu des gonorrhées, des dyspermatismes! etc.

Nous pourrions ici, sans recourir à l'Onanisme, accumuler de funèbres citations de jeunes gens et de jeunes personnes ainsi moissonnés dès leur printemps, dont plusieurs eussent été des fleurs précieuses pour la patrie!

L'amour mine les plus belles âmes, comme le ver dévorant ronge les plus belles roses.

S'il est très-dangereux au jeune homme de s'adonner aux voluptés des sens, il est nécessaire à l'âge viril de faire l'emploi de ses forces et de consommer le superflu; certainement, le manouvrier qui continuellement se consume dans des travaux rudes et pénibles, n'est guère propre à donner de nombreuses preuves de sa vaillance et de son tempérament amoureux; il serait continuellement obligé de baisser pavillon, et de reconnaître victorieux celui qui, par une nourriture succulente, par une vie molle et sensuelle, multiplie tellement ses sucs nourriciers, qu'il nage dans l'abondance et jouit d'une virilité parfaitement caractérisée. *Sine Baccho et Cerere friget Venus.*

Si le premier faisait un excès en s'adonnant souvent aux plaisirs du mariage, la continence serait un autre excès pour le second ; la copieuseté de liqueur séminale dans les testicules, où les ovaires finiraient par s'altérer et produiraient, surtout chez les femmes ( qui n'ont pas la ressource d'écoulements nocturnes involontaires, qui tiennent à la plénitude et à l'engorgement des vaisseaux séminifères) , des vertiges, des goûts dépravés, la mort ou au moins la démence.

Je sais que les indigents multiplient beaucoup ; je ne veux parler ici que de la valeur inspirée par Bocace, Lucrèce, Anacréon, peintres de l'amour et des grâces dans les tournois et les luttes cupidoniennes.

Les peuples naissants augmentent rapidement en population : ce serait pour eux une incommodité de vivre dans le célibat ; ils ne sont point arrêtés par la difficulté de la subsistance ; le contraire arrive, lorsque la nation est formée, et que les concurrences, exubérences sociales, viennent modérer les élans du génie, et le réduire à de minimes dimensions.

Nous emparant ici de la pensée de Montesquieu, que nous incorporons aux nôtres, nous disons : C'est aux pères à marier leurs enfants ; leur prudence à cet égard sera toujours au-dessus de toute prudence : quelques misérables arpents de terre doivent-ils uniquemeut décider du bonheur de la vie ! Les filles que l'on ne conduit que par le mariage, au plaisir et à la liberté ; qui ont un esprit qui n'ose penser, un cœur qui n'ose sentir, des yeux qui n'osent voir, des oreilles qui n'osent entendre ; qui ne se présentent que pour se montrer stupides, condamnées sans relâche à des bagatelles et à des préceptes, sont assez portées au mariage :

> Prenez vîte un mari,
> Je ne sais quel désir le leur disait aussi.
>
> (LAFONTAINE.)

Ce sont les garçons qu'il faut encourager à mettre la massue aux pieds du fuseau. Partout où il se trouve une place où deux personnes peuvent vivre commodément et avec aisance, il se fait facilement un mariage ; la nature y porte assez, lorsqu'elle n'est point arrêtée par la pénurie. Les sexes inclinent à s'unir par ce charme qu'inspire leur différence et qui augmente le plaisir.

> D'un aveugle penchant le charme imperceptible
> Frappe, saisit, entraîne et rend un cœur sensible :
> Et par une secrète et nécessaire loi,
> On se livre à l'amour sans qu'on sache pourquoi.

Nous sommes bien loin de penser, comme Metellus Numidicus, qui dit au peuple romain dans sa censure : S'il était possible de n'avoir point de femmes, nous nous délivrerions de ce mal ; mais comme la nature a établi qu'on ne peut guère vivre heureux avec elles, ni subsister sans elles, il faut avoir plus d'égards à notre conservation qu'à des satisfactions passagères.

Le mariage, une des pierres angulaires de la société et une de ses plus douces harmonies, est donc nécessaire quand les organes sont développés, quand la matrice elle-même a acquis son extension ; un mari et une femme qui suivent un régime substanciel peuvent de temps à autre, l'estomac ayant accompli le travail de la digestion, remplir les vues de la nature : leur santé n'en deviendra que plus parfaite, leur appétit pour les aliments sera toujours dans une certaine activité ; ils n'auront point à craindre de pléthore ; mais si une femme se livre au fréquent usage des hommes, sa liqueur spermatique attirée dans la matrice et le vagin n'a point le temps de s'élaborer ni de faire mûrir les mamelons des ovaires ; de là résulte la stérilité chez les femmes : aussi, voit-on rarement les femmes publiques devenir fécondes. La stérilité a bien d'autres causes ; la mauvaise conformation des parties génitales y donne lieu. Quelquefois la stérilité vient de l'homme qui, à cause d'excès, ne donne point le temps à sa liqueur de devenir prolifique, ou qui a ses parties génitales mal organisées pour s'ajuster parfaitement avec celles de la femme ; ou le tempérament n'a aucune sympathie, de manière que la femme pourrait multiplier et répéter plusieurs fois le même acte, avant que l'homme eût combattu une seule fois : éléments des empêchements dirimants et du congrès, en désuétude dans nos sociétés de civilisation et hostile aux impulsions progressives. « La stérilité a lieu, dit Morgagni, toutes les fois qu'il y a absence, altération morbifique des ovaires, obstruction ou direction vicieuse des trompes. » Donc la conception se fait par germes.

Les divers degrés de fermentation de la liqueur spermatique ne sont nullement les causes qui concourent à donner des garçons ou des filles. Un grand nombre d'auteurs ont pensé que l'ovaire qui était à la droite de la matrice contenait des germes mâles, que l'ovaire situé à gauche contenait les germes du sexe féminin ; leur opinion a été détruite par l'expérience journalière de femmes et de femelles d'animaux qui conçoivent plusieurs fœtus mâles et femelles qui viennent du même ovaire ; il est donc manifeste que l'auteur de la nature, qui n'a en vue que la conservation des espèces, et qui, par sa préscience divine, savait les maladies qui pouvaient arriver à un ovaire, n'a point voulu exposer la terre à l'extinction d'individus ne se perpétuant que par la copulation, et que les ovaires sont devenus d'abondants réservoirs de germes mâles et femelles, de manière que chaque ovaire contient des germes des deux sexes en nombre convenable à chaque genre d'êtres créés conformément à leur tempérament ; que c'est la seule liqueur séminale de la femelle qui les prédispose à être en état de recevoir le sperme du mâle. En effet, aucun mamelon ne se développe avant la puberté , ni ordinairement après l'âge de quarante-cinq ans chez les femmes , époque où la liqueur séminale perd son stimulant et sa vertu prolifique en raison des organes, surtout de l'estomac qui n'a plus sa plénitude de force pour donner au sperme sa qualité première et florissante : il n'y a donc aucun art pour faire des garçons ou des filles.

Ni la jeunesse , ni la beauté circassienne et géorgienne avec ses fleurs et son gracieux coloris , ni l'amour , ses flammes et ses ardeurs , ni la difformité de la figure , ni la pétulance ou la froideur, ni un choix dans l'alimentation ne décident la formation d'un sexe ; une seule goutte de liqueur séminale détermine un fœtus mâle ou femelle , suivant son actualité dans l'ovaire ou les trompes.

Les méthodes et positions relatives à cet objet , publiées jusqu'à ce jour , entr'autres

celles de procréer les sexes à volonté, sont
puériles et fautives, puisque l'espèce humaine
ne se perpétue que parce que chaque ovaire
est un riche dépôt de même nombre, à peu
près, d'individus mâles et femelles : nous
l'avons préalablement démontré. Toutes
conjectures relatives à cet axiôme n'abou-
tiraient donc à rien.

Maintenant, que nous savons que souvent
la liqueur séminale est altérée dans l'un
ou dans l'autre sexe, quelquefois dans les
deux sexes simultanément, nous ne serons
plus étonnés de l'existence de ces môles ou
masses de chair informe plus ou moins
dures, qui se développent à la place du
fœtus, ou de ses superfétations, c'est-à-dire
de ces seconds fœtus qui mettent plus de
temps que le premier à descendre dans la
matrice. Ces môles ou ces superfétations
peuvent encore prendre leur source dans
le germe lui-même mal organisé, dont
les vaisseaux absorbants sont ouverts dans
une partie du germe, et obstrués dans
l'autre, de manière qu'une partie ou la
presque totalité du germe croît, tandis que
l'autre n'augmente pas de volume. Voilà

les causes fréquentes des môles, des superfétations, des monstres, de ces enfants
venant au monde caducs et mal conformés.
La nature, qui agit à l'égard de ces dis-
grâciés avec plus de sévérité qu'avec les
autres hommes, semble punir quelquefois
l'inconduite des parents ; ou, en affligeant
quelques membres, démontrer à la majeure
partie des humains que leur reconnaissance
doit être sans bornes pour l'Être des êtres
qui les comble de santé et de liberté dans
leurs organes.

Les hermaphrodites maintenant ne sont
plus qu'une nation chimérique dont l'existence n'est constatée que par la crédulité
de quelques hommes faciles à admettre le
merveilleux : il est vrai que plusieurs femmes
armées d'un clitoris plus long que d'ordinaire, ou dont la vulve se prolongeait beaucoup, comme chez les hottentotes, ont fait
croire que ces femmes possédaient les deux
sexes, mais un examen scrupuleux des
parties sexuelles a fait facilement démêler
la vérité de l'erreur. Cependant, si des religieuses ont produit des môles, ce phénomène
est fort douteux ; on ne peut en expliquer

la formation qu'en supposant la liqueur dans laquelle nage le germe retenue et irritée par la continence ; le germe lui-même d'une nature trop spongieuse , lequel pénétré de cette liqueur insalubre , prendra la forme d'une petite masse de chair , au lieu d'un embryon , parce que le germe a manqué d'un stimulant analogue , et que les deux liqueurs n'étaient pas de caractère à se combiner. Il n'y a donc point de collection et de confusion des deux sexes , mais bien une altération et trop de dimension dans quelques organes génitaux qui n'ont jamais pu former ni copulation ni conception.

Les albinos sont des hommes dégénérés; ce sont des individus de la grande famille humaine qui ont la peau d'un blanc fade, les cheveux et les poils blancs ou sans couleur , l'iris extrêmement pâle , en tirant sur le rouge , dont la vue est si faible, qu'ils ne peuvent pas supporter la lumière du jour.

Cette infirmité assiége non-seulement les nègres , mais encore les européens et les français. Ces individus, vieux en naissant, sont une vraie dégénérescence , semblables à ce froment qu'on met dix années de suite dans la même terre sans changer la graine, qui, à la fin de la dixième année, n'est plus qu'une ombre de froment, qu'un grain méconnaissable. Pour l'ordinaire, les albinos viennent de mariage incestueux, entre frère et sœur, entre père et fille, entre mère et fils; une espèce réalisée, se détériore dans la même matrice. L'auteur de toutes choses, qui a voulu établir des relations parmi les hommes, a ordonné le changement des graines, et a puni les transgresseurs de sa loi en épuisant les productions des semences réalisées nombre de fois dans le même champ; il a aussi prescrit les degrés éloignés de parenté pour le mariage, et a voulu que la postérité de ceux qui violeraient ses commandements, en éprouvassent un juste châtiment.

Les lois de la nature ont une parfaite concordance avec les lois sociales, religieuses et politiques, qui prescrivent aussi les degrés éloignés de la parenté dans les unions conjugales. « Un père, dit Montesquieu, ne peut épouser sa fille; car avant le mariage, il faut parler, il faut se faire aimer, il faut séduire ; c'est cette séduction qui a dû faire horreur. »

Une vie pleine d'excès, une altération dans les humeurs peut aussi donner lieu à la naissance des albinos ; qu'on allie deux personnes des deux sexes, qui à trente ans auront usé leur tempérament, par une vie irrégulière, si par hasard il résulte une conception de ce mariage, qu'on juge si la production de ces tempéraments épuisés n'a pas des signes caractéristiques de décadence, et ne décèle pas, par sa dégénérescence, l'inconduite meurtrière des parents !

Quant aux variétés de couleur de l'espèce humaine, prenons pour exemple les hommes qui sont tout-à-fait noirs, les habitants de la Nigritie : nous verrons que, malgré la noirceur de leur teint, ils sont de même nature que nous, et viennent originairement du père commun des hommes ; que leur régime alimentaire de qualités grossières et exaspérées par la force de la chaleur, que les rigueurs brûlantes du climat, et que les copulations d'individus sans interruption dans la zône torride suffisent, au bout d'un certain laps de temps, pour donner couleur d'ébène aux habitants de ces contrées. Cela est si vrai, que je gage qu'on n'a qu'à former une colonie de gens du teint le plus blanc qu'il y ait en France, quoiqu'on les isolât entièrement de toute relation avec des indigènes nègres, si cependant on leur fait peupler une portion brûlante de Louango, au bout d'un siècle, le climat, la nourriture, les mœurs feront de ces français un peuple de noirs. Si au contraire on fait venir des noirs en Europe, en raison de ce que le climat est tempéré, il faudra plusieurs siècles pour qu'une postérité d'hommes nègres prennent la couleur blanche des français et des autres européens.

Maintenant, parlons de ces prétendues alliances qui déshonorent l'homme, puisqu'il s'avilit jusqu'à se prostituer à des animaux. Peut-il en résulter des productions? Aucune. Effectivement, une expérience de M. Spallanzani sur les grenouilles, les salamandres, les crapauds, va nous éclairer; nous achèverons de nous convaincre par des raisons bien plus fortes.

Puisque l'âne féconde la jument, ou, ce qui est plus singulier, puisque le taureau féconde l'ânesse, il y avait tout lieu de croire que la semence du crapaud féconderait des œufs de grenouille; qu'il en naîtrait des mulets de leur ordre, c'est-à-dire qui participeraient de l'une et de l'autre espèces. M. Spallanzani arrosa des œufs de grenouille et de crapaud avec du sperme de salamandre, et réciproquement des œufs de salamandre avec la semence des deux autres amphibies. Quel ne fut pas son étonnement de voir au temps marqué qu'il n'y avait pas un seul des fœtus sur lesquels il avait travaillé, qui donnât le moindre signe de développement. Le résultat fut le même, quand il arrosa des fœtus de grenouille avec du sperme de crapaud, ou des fœtus de crapaud avec du sperme de grenouille. Certainement on ne devait pas s'y attendre, parce que ces trois classes d'animaux sont amphibies; par cette expérience, M. Spallanzani reconnaît que les espèces bien distinctes sont inalliables; que leur copulation reste toujours sans fruit.

Des espèces très-rapprochées peuvent

produire, mais ce qui en fait voir la nuance, c'est la stérilité de leur production. Ainsi, l'âne et la jument s'accouplent ; la ressemblance du mulet, qui en provient et qui a de la conformité avec l'un plus qu'avec l'autre, vient de la fécondation. ( Chap. **IV** au sujet de la ressemblance. )

Le sperme des deux sexes a sur les solides de l'embryon une influence qui porte sur la vie du mulet ; les traits qu'il lui imprime ne s'effacent jamais. Cette ressemblance affecte l'extérieur et l'intérieur du mulet.

Il existe donc des espèces parfaitement distinctes, qui, par une infâme conjonction, ne conçoivent ni mulets ni monstres.

Effectivement, comment la liqueur fermentante et spermatique produite par un individu appartenant à une espèce s'identifierait-elle à la liqueur d'une autre espèce pour y féconder un germe ? Une liqueur séminale d'un individu d'une espèce ne peut donc fermenter et développer un germe d'une autre espèce. Ceci est évident, puisqu'il ne peut y avoir de mélange entre matières hétérogènes : entre l'huile et l'eau, par exemple, peut-il jamais se faire une union intime ? Or , la fermentation ne s'opère pas sans la pénétration des parties. Les liqueurs de sexes de différentes espèces ne peuvent donc ni s'unir , ni fermenter ; l'homme ne forme donc aucune conception avec les animaux.

Les voyageurs crédules ou qui ont voulu dire des nouveautés impossibles , se sont grandement mépris, tels que les Dampier, les Froger, qui assurent que les orangs-outangs sont passionnés pour les femmes ; que quand elles passent dans les bois , elles sont tout-à-coup attaquées et violées. M. de la Brosse, voyageur à la côte d'Angole, dit que les pongos tâchent de surprendre des négresses , qu'ils les gardent avec eux pour en jouir, qu'ils les nourrissent très-bien : « J'ai connu , ajoute-t-il , à Louango , une négresse qui était restée trois ans avec ces animaux. »

M. de Buffon exprime que le pongo diffère de l'espèce humaine par le nombre des côtes: l'homme n'en a que douze , le singe en a treize ; il a aussi les vertèbres du col plus courtes, les os du bassin plus serrés, les hanches plus plates , les orbites des yeux plus enfoncés.

On dit que les mamelles des femelles sont
un peu aplaties, que leurs parties sexuelles
sont conformées comme celles des femmes,
sujettes à un flux menstruel périodique;
le temps de la gestation est présumé être de
sept mois.

Les pithèques, les singes, suivant les fables
de quelques peuples ignorants et sauvages,
multiplient avec l'espèce humaine.

M. de Buffon avait trouvé une trop grande
analogie entre l'homme et l'orang-outang,
mais les observations de Daubenton, de
Camper, de Cuvier, ont fait découvrir les
différences qui échappent facilement à
l'homme que n'éclaire pas le flambeau de
l'anatomie. « Quel que soit le respect que
nous ayons pour Buffon, dit Latreille, nous
n'avancerons pas avec lui que le barris de
Gassendi, de Dappe et de Tyson, le quim-
pezé de la Brosse, le smitten de Bosman,
l'orang-outang de Boutiers, le pongo de
Batel soient le même animal. »

Une identité de grandeur, de manière
de vivre, ne sont pas des raisons assez
puissantes pour étayer une telle opinion.
Le professeur Cuvier, en raison de l'incer-

titude et variation des noms , supprime les noms de pongo et de jocko ; il trouve encore une grande différence de conformation entre l'homme et le singe.

Quand bien même le singe serait sous l'aspect ostéologique , entièrement semblable à nous, il n'en est pas moins vrai que son tempérament , ses aliments , ses dispositions, l'influence de notre âme sur notre physique, nous mettraient toujours à une immense distance du singe, et rendraient nos humeurs spermatiques absolument inalliables avec celles de ces animaux ; par conséquent l'homme ne peut former aucune conception avec les brutes ; les mulets n'existent point dans l'espèce humaine.

# CHAPITRE SIXIÈME.

Toutes nos maladies proviennent d'une altération de nos organes ou de la liqueur spermatique ; des maladies héréditaires,
du virus rabbique et syphilitique.

~~~

Depuis long-temps , une grande erreur a
agité le monde : celle de croire que nos
idées étaient innées ; comme si l'existence
de Dieu ou de toute autre pensée qui ne
tombe pas sous nos sens , pourrait arriver
à notre esprit , si cette idée métaphysique
ne nous était communiquée, par là même
acquise ; le fini ne pouvant concevoir l'infini
sans révélation. Au sein de la civilisation,
de l'abondance du progrès de l'intellect,
des lumières resplendissantes des sociétés
du moyen âge , de tant de racines vivaces

et d'idoles chéries, en sommes-nous encore
réduits à controverser l'origine des idées,
du langage et des infirmités humaines sans
fixité positive? Il en est ainsi des maladies;
nous sommes susceptibles de les recevoir
depuis que le père des hommes y a été
condamné, mais nous ne possédons réellement que celles qui nous sont transmises
avec la vie, les autres viennent par accident.
Quand nos premiers parents furent voués
à des malheurs de tous genres eux et
leur postérité, les maladies ne fondirent
pas à la fois sur nos auteurs, mais leur
tempérament fut disposé de telle manière
qu'il pouvait contracter les misères humaines. Tout y concourait : les passions
qui font abuser des facultés de l'âme et du
corps, les inclémences et les variations de
l'air, la rigueur des saisons, le défaut de
soin et de prévoyance; les précautions et
la crainte même précipitaient dans un autre
danger, de manière que les maladies, comme
une semence féconde, parurent répandues
de toutes parts pour investir le corps, et
n'attendaient que les circonstances de la
température de l'air ou de l'imprudence des

hommes afin de se manifester et d'exercer leurs ravages.

La mort, dernière phase de la vie, précédée d'une expiration ordinairement sans douleur, par la prostration des forces, l'affaissement et l'anéantissement des organes ; inévitable par le durcissement des os, l'ossification des cartilages et le réseau cutané qui se métamorphose en rides et en écailles ; qui a lieu d'ordinaire sept fois après le développement d'un individu, arrive bien plus promptement par les fréquentes adversités.

Les femmes échappées aux périls de la mort à l'âge de soixante ans, parcourent une carrière plus longue que les hommes, leurs os durcissant moins promptement.

La gaieté, l'étude des lettres qui polissent, adoucissent les mœurs et donnent du charme aux relations sociales, la modération des désirs, le bannissement de l'ambition et de la gloire, qui fuit comme l'ombre quand on la recherche, et qui vous poursuit quand on l'évite ; leur cortége habituel, les soucis au milieu des lambris dorés, *auri sacra fames !* la tempérance, la vie active, la résignation aux caprices du sort, la paix avec soi-même, le bonheur domestique, prolongent l'existence, mais les passions tumultueuses et disparates tranchent le fil de nos jours.

L'homme prématurément débile et dans les souffrances, communique à sa progéniture la décadence de ses organes et le vice de ses humeurs. C'est ainsi que le corps détérioré est devenu participant à tous les maux qui assiègent notre frêle nature.

Un père, une mère doués d'affections scrophuleuses ou phthysiques transmettent donc à leurs enfants leurs souffrances et leurs disgrâces, parce qu'elles règnent dans la liqueur spermatique qui imprime au fœtus leurs qualités morbifiques. Il est donc rare que les enfants provenus de parents ainsi infectés, ne soient pas héritiers de si grandes douleurs.

Cependant, par un caprice et une bizarrerie bien étranges, l'embryon naissant en est parfois épargné, mais non celui qui doit naître de cet embryon, dans ce cas on pourrait envisager les maladies héréditaires comme des poisons lents.

L'humeur de la goutte, qui provient d'un relâchement et d'une inflammation des parties fibreuses et ligamenteuses des articulations, ne peut-elle pas aussi prendre sa source dans l'exaspération de la liqueur spermatique provoquée par des aliments caustiques et incendiaires, qui excitent une phlegmasie dans les articulations? Dans tous les cas, la liqueur spermatique transmet au fœtus les impuretés dont elle est imprégnée; des parents valétudinaires doivent regretter de donner le jour à des êtres innocents qui seront doués des mêmes maladies qu'eux. Je ne veux pas dire par là que les maladies héréditaires soient définivement incurables; au contraire, je suis persuadé que, par un régime assidument sage et opposé au genre de vie qui les a fait naître, plutôt que par une médication surabondante, on peut les détruire, les altérer, ou au moins en exempter la troisième génération. Les maladies qui se transmettent sont les affections universelles du corps; un sourd, un aveugle, un boîteux, un manchot font rarement hériter de leurs vices corporels; au contraire, les épileptiques, les calculeux,

les goutteux , les hypocondriaques per-
pétuent leurs misères dans leurs familles.
Mais il y a une foule de misères qui, quoique
très-violentes , ne se propagent pas quand
le germe en a été anéanti , qu'il n'en
reste aucune trace dans le sang des parents,
avant qu'ils s'occupent de la conception.
Ces maladies sont en très-grand nombre ,
nous pourrions citer la petite vérole , qui
est transmise par le climat et la contagion,
qu'on pourrait absolument éviter par l'hy-
giène , sans le secours de la vaccine et de
l'inoculation , quoique la prudence exige
le curatif d'outre-mer.

Comme il ne nous appartient pas d'entrer
dans le dédale de ces infirmités humaines et
dans leur cause accidentelle ou héréditaire ,
nous allons nous entretenir un instant du
virus rabbique pour discourir un peu plus
longuement sur la syphilis.

La rage , dans notre opinion , est une
exaltation au dernier degré de la liqueur
spermatique , arrivée à cet état par une
névrose dans l'animal, par une transpi-
ration supprimée , par un manque d'eau ,
par des nourritures dépravées: la liqueur

spermatique parvenue ainsi à une qualité caustique devient excessivement pénétrante et corrodante ; la vue d'une glace, d'un verre donne des crises, et fait fuir l'individu enragé.

L'homme, l'animal attaqués d'hydrophobie sont brûlés dans le corps ; les nerfs sont dans un tel éréthisme, que l'ésophage se contracte et refuse à laisser passer tout liquide.

La cautérisation, les alcalis, les exutoires, les frictions mercurielles sont employés heureusement contre ce redoutable ennemi ; les Esculapes britanniques font des essais thérapeutiques avec le chlore : puissent leurs vues philantropiques être couronnées de triomphes ! ils rendront un immense service à l'humanité.

La liqueur empoisonnée a quelques degrés de moins de violence dans les vésicules de la vipère ; l'intensité de ce poison s'éloigne par nuances insensibles dans les plantes vénéneuses de diverses classes. Les modifications de ces virus ont des antidotes et des moyens prophylactiques qu'il appartient aux gens de l'art de faire connaître. Nous allons seulement nous attacher à parler du

virus syphilitique. Cest un véritable Prothée
qui prend toutes les formes : tantôt il se mêle
dans le sang, et est transporté dans les parties du corps ; il commence par y attaquer les
os , les corrode , les décompose , ensuite
les chairs tombent en lambeau, le cadavre
s'écroule de toutes parts ; tantôt c'est un
organe sur lequel il exerce ses ravages ,
le plus souvent sur les parties sexuelles :
quelquefois il se cache dans les chairs et
ne paraît qu'au bout d'un certain nombre
d'années ; il se communique principalement
par la copulation , désole la première génération, fréquemment l'épargne aussi pour mieux
accabler la seconde. Les diaphorétiques tels
que la salsepareille, le gayac, le sassafras ,
l'expulsent sans le détruire ; le mercure seul
extrêmement divisé par les corps gras ,
l'attaque par ses molécules rondes , le
brise et l'anéantit. Il arrive encore que
le mercure n'est administré, ni à temps ,
ni à dose convenable ; alors il devient iné-
ficace ou meurtrier ; mais employé avec
sagesse au milieu d'un régime antiphlogis-
tique , il extermine du corps les traces de syphilis sans nullement détériorer les organes.

La vérole est-elle une maladie nouvelle et un présent du Nouveau Monde, comme quelques médecins le croient? Nullement ; il serait facile de citer un grand nombre de physiologistes anciens qui ont parfaitement connu cette maladie sans en savoir le curatif. Selon Guillaume Beck, quelques siècles avant l'année 1494 la gonorrhée virulante était connue en Angleterre. Jean Arden, chirurgien au XIVe siècle, s'étend beaucoup sur l'arsure, c'est-à-dire sur la chaleur interne avec l'excoration de l'urètre. En 1430, il fut fait à Londres des réglements pour les lieux de débauche dans lesquels il est parlé des femmes attaquées d'arsure. Il est fait mention de la même maladie dans des recueils de médecine de 1390 et de 1440.

Pallade, dans son Histoire Lausiaque, vie XXXIIe, raconte qu'un homme nommé Eron avait eu affaire à une comédienne, et fut attaqué d'un charbon au gland de la verge ; qu'il en fut malade pendant six mois, à un tel point que ses parties tombèrent d'elles-mêmes. Les stoïciens, au rapport de Cicéron, reprochaient à Épicure la difficulté d'uriner, occasionnée par une honteuse intempérance.

L'historien de la famille des Carares, dit qu'Ubertain, VII<sup>e</sup> de ce nom, mourut d'un mal invétéré qu'il avait contracté aux parties honteuses par des excès avec des femmes de débauche.

Thomas Gascoigne, chancelier de l'université d'Oxford, avait connu plusieurs hommes morts de la putréfaction des parties génitales, causée par un commerce charnel avec des femmes de débauche. Le turpis-morbus des eunuques de Cléopâtre dont parle Horace, vient de la même maladie. Guillaume de Salicet décrit l'abcès de l'aîne, le bubon causé par une corruption dans la verge, pour avoir eu affaire à une femme malpropre. Lanfranc donne un traité particulier des chancres, de l'ulcère de la verge, provenus d'une conjonction charnelle avec une femme sale, ou qui aurait eu affaire récemment à un homme attaqué d'une pareille maladie. Gordon fait un chapitre exprès de *passionibus virgœ*, dans son *Lilium Médicinœ*: il dit que les abcès, les ulcères, les chancres, le gonflement, la douleur, la démangeaison, le prurit, viennent de la conjonction charnelle avec une femme dont la matrice est impure.

Apion, Hérode, Maximilien moururent de grandes douleurs par la putréfaction de leurs parties génitales.

D'après ces faits, que nous pourrions augmenter, nous voyons que la syphilis a existé dans tous les temps, peut exister dans tous lieux, que cela vient de ce qu'une bacchante couronnée de pampres et de raisins, se livre fréquemment au premier venu. Effectivement une courtisane, une prêtresse de Vénus, reçoit plusieurs fois dans le jour avec habitude les assauts de ceux qui ont quelques monnaies à lui donner ; je suppose que ces hommes ne soient point infectés du virus vénérien ; j'admets cependant positivement qu'une femme qui en fait un fréquent usage, engendrera la vérole dans les parties génitales, surtout dans la matrice, et finira par la communiquer. Dans la réalité, une *bona roba* qui reçoit les caresses de cinq ou six hommes par jour, si elle n'est pas propre, même quand elle le serait, elle ne peut pas tellement se nétoyer , tellement s'égoutter qu'il ne reste quelques larmes de ces diverses liqueurs masculines dans les plis du vagin ou dans la matrice ; elle-même , par les nombreux assauts qu'elle a soutenus, a irrité, a exaspéré ses ovaires; à force de leur faire stiller son sperme , elle l'a altéré ; son sperme, ainsi mal disposé , se joint dans la matrice ou le vagin à la collection des divers spermes masculins provenus de divers tempéraments , peut-être déjà un peu viciés ; ces liqueurs arrivent à un grand degré de fermentation , irritent et prédisposent la matrice ou le vagin à l'inflammation. Le séjour de ces liqueurs, qui se décomposent et se corrompent, qui pénètrent de leurs qualités malignes, les endroits qu'elles aspergent ; la persévérance de cette messaline, dans l'inconduite, dans des noces fugitives et passagères, détermine une phlegmasie dans la partie déjà détériorée. Elle se change en ulcère , en suppuration , en solution de continuité, prend plusieurs formes ; un foyer purulent converge les humeurs du centre et de la circonférence. Cette fille du bas étage , a la conscience de son mal, mais l'intérêt qui la détermine à se prostituer, se gangrener, la fait peu s'occuper de la crainte de propager son principe destructeur; elle commerce encore avec les hommes. Malheur à celui qui se livre à une femme stygmatisée de lubricité ainsi empoisonnée! par le contact, par l'humidité des parties génitales et sexuelles, le pénis retient le virus, le laisse éclore entre le gland et le prépuce, ou lui permet de descendre dans l'urètre, de ravager le scrotum ou les testicules, même le corps. En vain quelques-uns se croient prudents parce qu'ils sont munis de certains préservatifs, ou oints de certains onguents qu'a enrichis et aromatisés Caldéron, qui bouchent les pores de la peau! ces misérables précautions, ne sont jamais à l'abri d'accidents et de dangers. Combien y ont ajouté foi, qui sont devenus victimes de la vérole!

Malheur donc à ces hommes fous et téméraires qui sont timides et regardants pour rendre service à la patrie, pour arracher des infortunés à un péril imminent; qui sont délicats et affectés sur la

propreté, mais qui osent se rouler dans la
fange et le bourbier des conjonctions infâmes! Qu'ils pensent que ce n'est pas dans
un fumier qu'ils vont se baigner, leur vie
au moins y serait en sûreté; mais dans
quelque chose de pire qu'un bourbier,
dans un égoût, dans une sentine, dans
un endroit bien moins honorable et aussi
périlleux qu'un champ de bataille que des
ennemis qui l'entourent, couvrent de feux
et de mitraille partout. Oui, une femme
publique est la créature la plus dangereuse,
le breuvage le plus envenimé, le poison le
plus meurtrier et le genre de mort le plus
honteux, le plus plein d'ignominie et d'a-
mertume. Un homme ainsi infecté par un
commerce impur, peut également infecter
un grand nombre de femmes; c'est de cette
sorte que ce fléau se répand chez les nations,
qu'il est indestructible : car il peut toujours prendre naissance dans un lieu où il
n'y aurait point de sujets empestés, puisque
c'est le libertinage qui lui donne le jour.

Je ne garderai point ici le silence sur
l'homme frivole ou corrompu, qui ayant
contracté les chaînes de l'hyménée et la

foi conjugale, franchit le seuil de la femme prostituée ; il mérite d'être drapé ; consacrons-lui une page.

Bellerophon est loué, dans Homère, de n'avoir pas voulu consentir aux poursuites d'Antée ; les anciens ont célébré la chasteté d'Hippolyte. Dans Euripide, Médée demande à Jason, infidèle, s'il croit que les Dieux vengeurs du parjure n'ont plus de pouvoir et que les lois aient changé. Phèdre, dans Sénèque, convient de son crime. Pythagore, Platon, regardent sacrée l'obligation de garder la foi conjugale. La mort de Lucrèce fait voir l'horreur de l'adultère dans ces premiers temps. Quels éloges toute l'antiquité n'a-t-elle pas donnés avec Plutarque à la vertu d'Alexandre qui va jusqu'à refuser même d'aller voir la jeune épouse de Darius, sa captive ! Et cependant il était *et juvenis, et celebs, et victor !* L'adultère n'est-il pas un mal, dit Rousseau, puisqu'on prend le manteau de l'amitié, et qu'on trompe indignement un ami, en lui ravissant ce qu'il a de plus cher. Quant à ce beau calcul d'échange et de compensation entre les infidélités, quels sont, suivant

Marmontel, les maris assez déhontés pour en faire l'aveu sans le dernier degré d'opprobre ?

Couvrons de gaze ces jeunes gens qui, pour éviter d'imprudentes galanteries, louent des maîtresses et recourent, pour ainsi dire, à des cadis orientaux et de Perse; mais livrons aux remords, à l'infamie, à l'anathême, cet homme parjure et déhonté qui, semblable aux schamanes, aux samoïèdes et aux peuples barbares, jette au vent la parole sacrée du serment et de l'honneur, contractée aux pieds de l'Éternel, devant une jeune personne parée de virginité, de lin, de candeur et de santé (comme Rebecca, Eucharis, Cymodocée, Rachel, Atala, Virginie), enlevée à une famille respectable, sous les apparences trompeuses du bonheur, gratifiée d'une dot, fruit souvent de fatigantes épargnes; eh bien! ce sardanapaliste, transgresseur de fidélité, sans caractère et sans conscience, à peine a-t-il trempé ses lèvres dans la coupe délicieuse des plaisirs purs, et parcouru la courte période de la lune de miel, que, sous le spécieux prétexte

que les grâces et la beauté ont déjà disparu
de sa compagne , quand bien même cela
serait , n'est-il pas exposé aux mêmes
catastrophes , à la même dent meurtrière
du temps , à inspirer les mêmes dégoûts.

> Du temps, le marbre et le plus dur porphyre
> Sont les jouets de sa fureur.

Il convole dans les bras de nouvelles Laïs ;
dans un retrempement et un remaniement
libidinique , il convoite de nouveaux stimu-
lants , de nouveaux appas ; il est puni de
son audace : au bout de quelques jours ,
d'horribles présents , des munificences éro-
tiques ulcèrent son corps : ce cadavre infect
et rebutant prodigue des caresses hypocrites
et assassines à sa tendre épouse, dont il a
cueilli les premières fleurs avec tant de
suavité , dont il a dévoré la fortune dans de
sales profusions : il lui inocule la vérole, et
peut-être même au fruit qu'elle porte dans
son sein ! Il a encore l'effronterie de lui
reprocher les misères contagieuses dont il
l'a saturée et comblée. Il initie un médecin
dans une pénible confidence pour lui donner
les secours de l'art , murmurant que les

cadeaux de libertinage sont personnels à son épouse, qu'il accuse de les lui avoir communiqués. Finissons ce hideux et pénible tableau; que l'homme insatiable en Agrippines aille contempler les galeries des femmes publiques dans les hôpitaux et les amphithéâtres; le dégoûtant spectacle des maux fréquemment irréparables produits par la syphilis, y est richement étalé, sous toutes les couleurs et sous toutes les difformités, de manière à inspirer de l'effroi par une peinture vraie et peu attrayante : pour un moment de plaisir, une vie de supplice! Quelle satiété, grand Dieu ! comparée aux voluptés du mariage, douces dans nos mœurs, sémillantes par de ravissantes conjugalités. Détournons les yeux de ce paragraphe affligeant du chapitre du cœur humain.

Nos sociétés du moyen âge n'ont fait éclore que de rares et brutales exceptions ; la nation française, fertile en Legouvés, enveloppe d'égards, de délicatesse, de courtoisie, le beau sexe, embellissement, pierre précieuse, richesse, splendeur et bonheur de sa vie, malgré la minorité et le vasselage de la loi salique. Pour

compléter cet historique, nous disons,
avec M. Victor Hugo :

> Oh ! n'insultez jamais une femme qui tombe !
> Qui sait combien de jours sa faim a combattu,
> Quand le vent du malheur ébranlait sa vertu..
> Comme au bout d'une branche on voit étinceler
> Une goutte de pluie où le Ciel vient briller,
> Qu'on secoue avec l'arbre et qui tremble et qui lutte,
> Perle avant de tomber, et fange après sa chute !
> La faute en est à nous ; à toi, riche ! à ton or !
> Cette fange d'ailleurs contient l'eau pure encor,
> Pour que la goutte d'eau sorte de la poussière,
> Et redevienne perle en sa splendeur première,
> Il suffit, c'est ainsi que tout remonte au jour,
> D'un rayon du soleil ou d'un rayon d'amour !
> Septembre 1835.

*( Chants du Crépuscule. )*

# CHAPITRE SEPTIÈME.

Tableau analytique.

~~~

Les propriétés de la matière n'ont aucune espèce de rapport avec les facultés de l'âme; la matière est entièrement passive; l'âme est activité et force. La matière inerte par elle-même, et les liqueurs séminales des sexes n'étant que des molécules de matière tirée des végétaux et des animaux, les animaux spermatiques et les molécules organiques vivantes sont imaginaires.

Lutte avec le matérialisme ou le pyrronisme qui, sous le voile des molécules organiques et de leurs semblables, vise à envahir le monde, et serpente à travers les riantes prairies de l'histoire naturelle. Nous faisons voir par de nombreux genres de combats qu'il croule de toutes parts, en démolissant, en élevant des mausolées, des ossements, des catacombes. Moralement, il cherche à anéantir l'antique croyance des peuples, l'idée majestueuse de la divinité, principe de tout ce qu'il y a de généreux et de sublime ; il installe l'égoïsme, pareil à un aimant avide, attirant tout vers soi ; abrutissement de l'esprit humain, ou proclamation de l'esclavage et de la ruine de la liberté de la pensée, liberté si grâcieuse sans licence !

La digestion est une fermentation activée par la chaleur vitale et le mouvement des organes ; c'est par la fermentation et l'intususception que s'opère la nutrition ; quand les organes sont arrivés à leur dernier degré d'extension, la liqueur fermentante devenant superflue, est confiée aux testicules, pour opérer la génération. La liqueur spermatique n'est composée que d'eau, de mucilage, de soude, de phosphate calcaire ; la semence ne contient donc point d'animaux spermatiques et de molécules organiques vivantes. La semence ne sert donc

qu'à animer un germe, non par système
d'emboîtement, mais par réalité de développement; sans germe, point de reproduction.
Les molécules prétendues actives ne remuent
donc point la matière putréfiée, et ne sont
point la cause de générations spontanées.

L'arme amère, facile, peu honorable,
d'une plaisanterie superficielle, d'un vernis
de ridicule, tue et ressuscite plus souvent.

Si l'un d'un trait piquant sait lancer l'épigramme,
L'autre sait peindre en vers une amoureuse flamme.

La génération par germe conduit moins
à l'infinité et s'harmonise mieux avec les
autres chaînons de la nature que le système
des molécules organiques et des animaux
spermatiques. Les plantes, les animaux se
multiplient par germes.

Plusieurs notabilités épigénésiennes ont
reconnu une liqueur séminale dans les
ovaires des femmes; d'autres, des œufs
sans liqueur; certains ont cru que la
semence était cette humeur lubrifiante
qui sort des lacunes de Graaf.

Notre modification et notre divergence
consistent en ce que nous démontrons par
des preuves irréfragables, que la liqueur

des ovaires renferme un germe dans le corps glanduleux du testicule qui nage comme la cicatricule dans le jaune d'œuf ; parvenant aux trompes par le pavillon et le tissu spongieux.

Les expériences des anciens , malgré leurs imperfections , ont servi d'échelon pour nous donner des idées saines sur la génération : avec les observations d'anatomistes érudits , qui dans leur traité ont répandu des erreurs au milieu de nombreuses vérités ; sans chercher à les démoder , on peut , par un certain ecclectisme et une consciencieuse exploration , en comparant les observations des épigénèses , donner des idées positives sur la génération , présenter ce qu'il y a de plus complet sur cet objet vaste et intéressant avec justice , impartialité , sans esprit de coterie , en passant de faits patents à l'évidence , en créant des analogies privées de prolixité , d'omissions , ne confondant point une exception avec des généralités.

Nos illustres devanciers sont ornés d'une auréole de science dont les reflets scintillants ont répandu leur chaleur vivifiante ; et , par une copieuse moisson , nous ont fait sortir de l'ornière de la routine, au milieu des flots, des incertitudes, des décadences, des mobilités, des éventualités humaines et de l'usure des choses : par leurs doctes recherches et leurs bouches d'or, ils ont élevé une montagne sourcilleuse pour faire sortir de la plaine, étendre l'horizon et obtenir le rayon lumineux de la génération.

Parmi les animalistes de tous les temps, il en est un très-petit nombre qui ont cru que le sexe féminin n'avait point de liqueur prolifique ; la majeure partie a reconnu l'existence des germes ; d'autres plus modernes ont voulu voir des animaux spermatiques ou des molécules organiques vivantes dans le sperme.

Les systèmes qui ne reconnaissent point de germe pour cause efficiente de la génération, sont vigoureusement combattus. Quand on veut traiter de la génération, il ne faut donc point parler hypothétiquement, avec pétition de principe, mais d'après la connaissance intime des choses ; alors les sophismes se changent en arguments véridiques et péremptoires. Les ovaires des femmes contiennent des germes dans les corps glanduleux. Développement de la conception. La ressemblance des enfants au père et à la mère vient des liqueurs séminales qui impriment sur le fœtus leur indélébile caractère et leur ressemblance comme un impérieux cachet grave son effigie sur la cire docile.

L'épuisement provient d'une trop grande émission de la liqueur prolifique ; quand elle a lieu avant le développement, elle occasionne le dépérissement du corps ; dans l'âge viril, elle produit la stérilité ; il y a plusieurs causes de stérilité. L'art pour faire des garçons ou des filles est vain et puéril.

Les môles, les superfétations, les monstres viennent de l'altération du sperme ou du germe. Les hermaphrodites dans la force de leur acception n'ont jamais existé.

Les variétés de couleur dans l'espèce humaine tiennent au climat, aux aliments, aux mœurs ; les alliances infâmes d'un homme avec un animal femelle et réciproquement n'ont jamais pu donner lieu à aucune production, puisque deux liqueurs séminales de cette nature sont inalliables et incapables de pénétrer un germe.

Nos maladies prennent naissance dans l'altération de nos organes ou des liqueurs spermatiques : les maladies héréditaires se transmettent par le sperme , ou une défectueuse organisation.

La moitié des hommes est armée contre l'autre moitié ; les uns sont occupés à dresser des pièges , à précipiter dans des embuscades ; les autres à éviter d'être leurrés , à se mettre en garde contre des hostilités : le dérangement dans les affaires , l'irréflexion , le défaut de sages prévisions , d'une existence assurée pour les vieux ans, les anxiétés , les sollicitudes , le fardeau de soi-même annexe du désœuvrement, la vanité et la gloriole portant des fruits amers et humiliants , l'immodération des désirs , tout concourt à user les ressorts de notre frêle machine.

Le virus rabbique n'est qu'une liqueur spermatique parvenue au dernier degré d'exaltation ; le virus syphilitique est une putréfaction de la liqueur séminale , résultat de conjonctions dégoûtantes et désordonnées : l'ardeur du climat lui donne de l'intensité sans aggravation.

Une grande lacune existe sur la manière

rationnelle d'envisager la génération et de nous rendre compte de ces hautes sublimités, principes de tant de généalogies fécondes, dans les deux principaux règnes de la nature ; la génération humaine, qui est à la tête de l'échelle des êtres ne présente jusqu'à ce moment qu'obscurités, que voiles impénétrables, que vieilles croûtes, qu'idées sans connexion, que faibles lueurs, qu'absurdes préjugés, que fanatisme érotique et libidinique, propres à exciter les incendies au lieu de les éteindre, à allumer l'ardeur des passions, au lieu de les circonscrire dans leur véritable cercle. Nous n'avons point la témérité d'avoir comblé cet immense déficit, mais nous osons présenter au public une chaîne d'idées sur la génération dont les anneaux se lient, forment une évidence mathématique, renfermant dans un cadre étroit, une quintescence, et ce qu'il y a de plus curieux, de plus piquant, de plus substanciel et dialectique sur l'histoire incommensurable de la nature, etc.

Il en est qui nous reprocheront d'avoir exhumé des antiquités, de les avoir rajeunies et décorées d'un costume moderne. Peut-on d'ailleurs marcher efficacement sans l'alliance intime de l'expérience et du prétérit? Nous nous glorifions d'avoir fouillé dans des mines et des veines inépuisables ; ce sont de propices matériaux pour construire, donner de la vitalité, qui nous ont facilité un Ænnius, qu'un autre Virgile, convié au splendide banquet des Muses, pourra parer des grâces de l'expression, de l'euphonie du langage, des charmes du coloris et de suaves inspirations lyriques. Quelques méticuleux s'évanouiront, tomberont en syncope, au titre même de ce livre. Qu'ils se rassurent! Nous avons livré combat au matérialisme, à la source même, dans des sentiers peu fréquentés ; nous avons délayé de riches peintures avec précaution pour former un tableau que la pudeur et la science pussent explorer. Les Raphaël, les Michel-Ange n'ont pas livré à tous les âges leurs chefs-d'œuvres, délices et ornements de l'Italie, admirés du monde entier. Malheur à ceux qui se scandalisent! la pureté du cœur permet le technique de l'expression. Ne peut-on pas abuser des meilleures choses! Quoi de plus innocent que les aliments, et

de plus nuisible par l'abus et une gourman-
dise gastronomique, tandis que les poisons
habilement administrés sont efficaces et
salutaires ? En Angleterre, on guérit des
fièvres quartes avec l'acide arsénique. Ce
serait mal raisonner de ne voir que les
maux qui peuvent résulter, sans apprécier
la somme des avantages ; car, dit l'immortel
auteur de l'esprit des lois : Si je voulais
raconter tous les maux qu'ont produits dans
le monde les lois civiles, la monarchie, les
gouvernements oligarchiques, constitution-
nels et républicains, je dirais des choses
effroyables.

Dans l'ère de paix avec nous-mêmes,
avec les peuples limitrophes que les proto-
coles, la diplomatie, la sagesse des puissances
qui timonent, doivent rendre durable, le
glaive est remis dans le fourreau ; les clai-
rons, les fanfares, les tambours avec leurs
voix belliqueuses, ne donnent plus le signal
des batailles et des trophées: aux nobles élans
que Mars inspire, vibrant si bien dans le
cœur français pour la défense du territoire,
aux vertus guerrières, souvenir glorieux
d'abondantes moissons de lauriers, succèdent

les vertus sociales diaprées de couleurs vives
et belles, le développement des arts, de
l'industrie et de germes de talents dans
tous les genres, *dies festis*. Le corps
humain est le symbole de la société : tous
les organes doivent être en réconciliation,
et coopérer avec les grands travaux de
l'estomac à la prospérité générale ; rien de
minime dans le détail des opérations des
membres, pour produire l'ensemble de la
conservation ; le concours des pieds, qui
servent de point d'appui, est aussi utile et
aussi noble que celui des yeux, qui éclairent :
notre philantropie doit consister dans l'u-
nion de notre félicité à celle de nos semblables. Que sont dix, vingt, trente ans
pour un être immortel ? Le plaisir et la
peine passent comme un songe, la vie
s'écoule en un instant, son prix dépend de
son emploi. Donnons donc essor aux travaux industriels, aux progrès de l'intellect.
Que des machines à vapeur perfectionnées
dont l'intérieur est un tableau mouvant et
pittoresque des scènes du monde, si propices
au commerce et aux masses, ayant pour
mobile plus économique la compression et

la dilatation de l'air, sillonnent nos contrées et nous rappellent l'âge d'or des fées, des **Velleda** et des **Druïdes** ; que l'assolement annuel des terres, varié de semences alternes, au détriment de stériles jachères, nous fasse revivre la mémoire de Salente, d'Idoménée, le meilleur des rois, et de ses peuples dans l'abondance. Alors, observateurs paisibles, savourant délicieusement les richesses qui nous environnent, et contemplant dans le règne végétal et animal la féconde multiplication par germes, nous nous livrerons, au moment des renaissances, du renouvellement des âges et au milieu de ces méditations sublimes, poétiques et raisonnées, aux indicibles transports, inconnus aux matérialistes, et avant-goût du bonheur réservé dans les régions éternelles : *Portum inveni, spes et fortuna valete : sat me lusistis, ludite nunc alios.*

FIN.

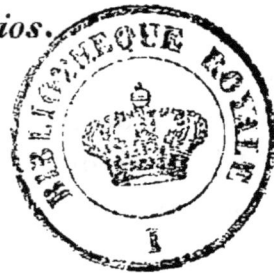

Imprimerie d'HÉRAULT, rue de Guérande.

# ERRATA.

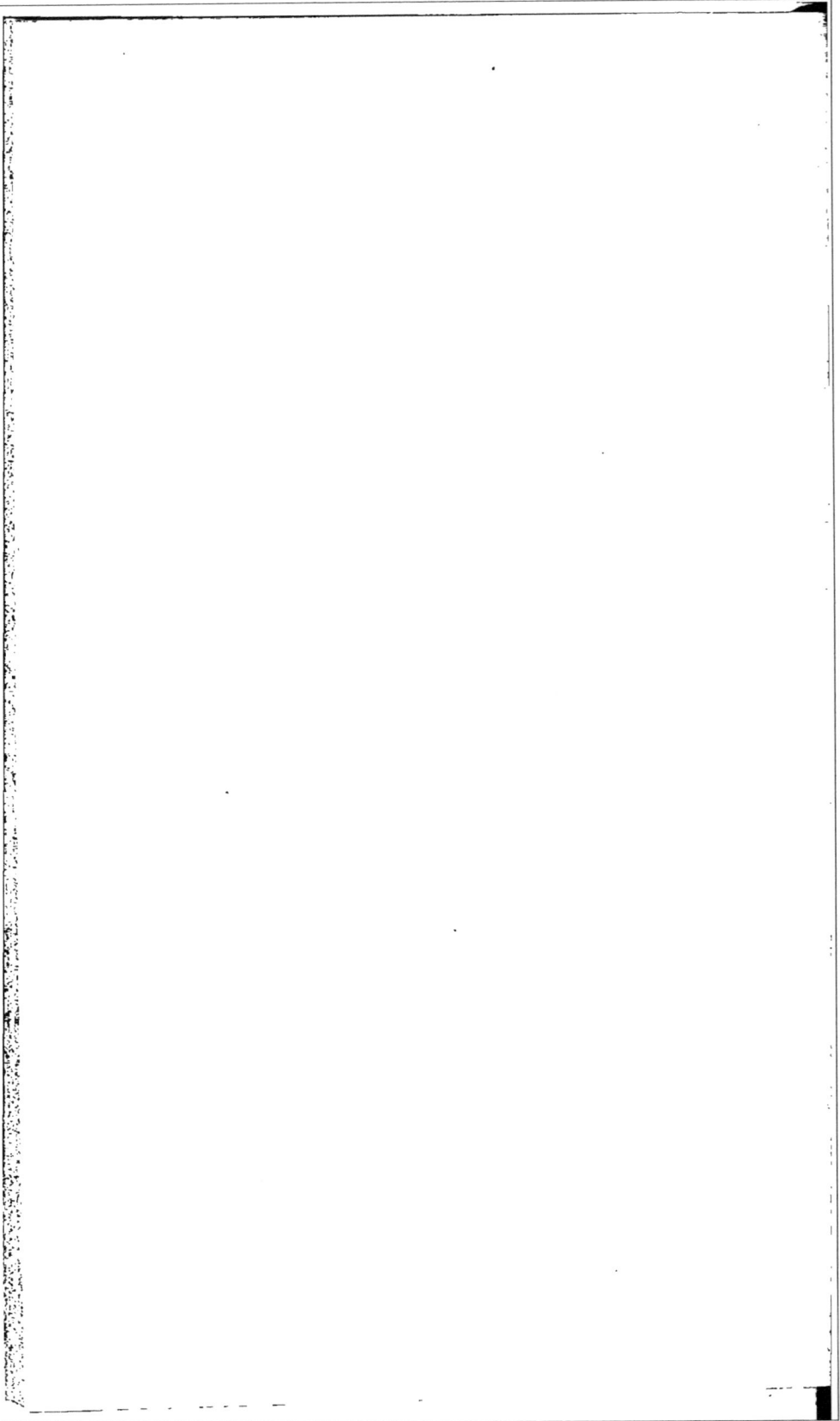

www.ingramcontent.com/pod-product-compliance
Lightning Source LLC
Chambersburg PA
CBHW060539210326
41519CB00014B/3271